Epidemiologische Studien

über

Diphtherie und Scharlach.

Von

Dr. Adolf Gottstein,

Arzt in Berlin.

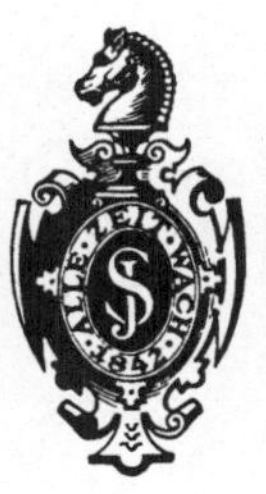

Springer-Verlag Berlin Heidelberg GmbH 1895

ISBN 978-3-662-39260-7 ISBN 978-3-662-40287-0 (eBook)
DOI 10.1007/978-3-662-40287-0

Buchdruckerei von Gustav Schade (Otto Francke) in Berlin N.

Inhalt.

Einleitung.

Die in den folgenden Aufsätzen niedergelegten Studien zur Epidemiologie von Diphtherie und Scharlach waren ursprünglich nur als Fortsetzung einer Untersuchung gedacht, welche ich in Form eines Vortrages „Ueber die Contagiosität der Diphtherie“ am 12. Januar 1893 in der Hufeland'schen Gesellschaft zu Berlin mittheilte. In diesem Vortrage versuchte ich, durch vergleichende Gegenüberstellung der bakteriologischen Forschungen über Diphtherie und meiner eigenen Beobachtungen am Krankenbette den Nachweis zu führen, dass die Ergebnisse beider Methoden, der experimentellen wie der klinischen, durchaus mit einander in Einklang zu bringen seien und dass sie übereinstimmend eine Auffassung von der Verbreitung der endemischen Diphtherie zuliessen, welche in directem Widerspruche zur herrschenden kontagionistischen Lehre stände. Ich verschwieg hierbei weder in der Einleitung zu diesem Vortrage, noch bei einer anderen Gelegenheit, als ich bei einer Besprechung der Lehre von der Disposition in den Therapeutischen Monatsheften 1893 auch die Diphtheriefrage behandelte, dass ich nicht beanspruchte, eine neue Lehre vorzutragen, sondern nur neue Stützen für eine Auffassung beigebracht zu haben, welche bei der Behandlung der vorliegenden Fragen stets Vertreter von Ansehen und Erfahrung gefunden hat. So hat auch Feer in einer im folgenden Jahre erschienenen, allseitig anerkannten epidemiologischen Untersuchung über Diphtherie Folgerungen gezogen, welche in wesentlichen Punkten mit den von mir vorgetragenen Ansichten übereinstimmten. Trotzdem wurde, als gelegentlich der Heilserumdiskussion die Diphtheriefrage in ihrer gesammten Ausdehnung Gegenstand vielfacher Behandlung in umfangreichen Monographien wurde, von zwei Seiten gerade meine Betheiligung zum Gegenstande der Bekämpfung gemacht. Während aber Escherich rein sachliche Einwände gegen meine Auffassung begründete, gegen welche eben so sachliche Gegengründe beigebracht werden können, lässt sich A. Baginsky von dem Feuer für seinen Gegenstand zu Worten des persönlichen Tadels gegen mich fortreissen[1]).

Zu einem weiter angelegten Studium der Frage von dem epidemiologischen Charakter der endemischen Diphtherie veranlasste mich aber vor Allem die Thatsache, dass in jüngster Zeit zwei bedeutungsvolle Arbeiten auf diesem Gebiete erschienen sind, die Untersuchungen von Feer und von Flügge. Beide Arbeiten bedienen sich zur Lösung des gestellten Problems der gleichen Untersuchungsmethode und zwar, was von nicht geringem Interesse ist, nicht der bakteriologisch-experimentellen, sondern der epidemiologisch-statistischen; beide Untersuchungen ziehen vielfach gleichartiges Beweismaterial heran und doch kommen sie in einzelnen wesentlichen Punkten ihrer Forschungen zu geradezu entgegengesetzten Ergebnissen. Flügge stellte die Resultate seiner epidemiologischen Untersuchungen denjenigen Folgerungen über die Verbreitungsweise der Diphtherie gegenüber, welche sich aus den im Laboratorium gewonnenen Erfahrungen über die biologischen Eigenschaft der Diphtherieerreger herausstellen. An der Hand der statistischen Angaben über die Verbreitung der Diphtherie in Breslau während der Jahre 1886

[1]) B. schliesst seine Ausführungen gegen mich mit den Worten: „Wenn aber auf Grund dieser völlig unbegründeten Zweifel gegen die praktischen Maassnahmen von Krankenhausleitungen und gegen behördliche Anordnungen, Desinfektion, Transport und Isolirung der Kranken, Stellung genommen wird, so ist kein Wort des Tadels hart genug, ein derartiges Unterfangen zu kennzeichnen". Da es sich hier jedoch um wissenschaftliche Streitfragen handelt und da diese weder durch das Lob noch durch den Tadel des Herrn A. Baginsky, sondern durch Beweisgründe und Thatsachen entschieden werden, so liegt für mich kein Grund vor, weiter auf obige Worte einzugehen als durch die Erklärung, dass ich von denselben Kenntniss genommen habe. Die ausserordentlich geringe Beweiskraft der sachlichen Ausführungen des Herrn Baginsky wird aber aus den folgenden Ausführungen auch ohne besondere Bezugnahme auf deren Wortlaut klar werden.

bis 1890 prüfte er die räumliche Vertheilung der vorgekommenen Fälle, deren örtliche Häufung, ihr Verhältniss zur Wohlhabenheit der Bevölkerung, ferner die zeitliche Vertheilung der Diphtherie, zuletzt die Frage der sog. Herdbildung. Seine höchst eingehende Prüfung der genannten Fragen erstreckt sich also namentlich auf die Bedeutung derjenigen Punkte, welche ausser der Uebertragung des Kontagiums von anderen Autoren als ursächliche Momente für die Verbreitung der endemischen Diphtherie behauptet worden sind; so auf den Einfluss der inficirten Oertlichkeit, der sogenannten Diphtherieherde in Häusern oder ganzen Strassen; die Bedeutung der lokalen Disposition, die Beschaffenheit, speciell der Verunreinigung des Grund und Bodens, den Einfluss von Jahreszeit und Witterung u. s. w. Alle diese für die Verbreitung der endemischen Diphtherie von verschiedenen Autoren angenommenen Ursachen haben nun nach Flügge entweder mit der Verbreitung der Krankheit überhaupt nichts zu thun, wie die örtlichen Verhältnisse, oder nur insoweit, als sie die Uebertragung des Kontagiums, der einzigen Ursache der Erkrankung, begünstigen, wie Lebensgewohnheiten und Wohnungsverhältnisse. Die epidemiologischen Beobachtungen führten somit Flügge ungefähr auf den gleichen Verbreitungsmodus der Krankheit, wie die experimentellen Forschungen über das Diphtheriekontagium, dass nämlich die Verbreitung der Krankheit ihre einzige Ursache in der Uebertragung des Kontagiums von vorhergegangenen Erkrankungen aus herleitet. Die von Kranken, Rekonvalescenten oder leicht Erkrankten auf Wäsche, Ess- und Trinkgeschirr, Spielsachen u. s. w. übertragenen Erreger können unter Umständen 4—6 Wochen, bei besonders günstigen Konservirungsbedingungen sogar 7—9 Monate übertragungsfähig bleiben; die Uebertragung kann durch dic Gewohnheiten verschiedener Bevölkerungsschichten gefördert oder behindert, die Konservirung des Kontagiums durch dieselben Ursachen, durch Wohnungs- und durch Witterungseinflüsse ebenso beeinflusst, das Haften des Virus durch individuelle Disposition oder Durchseuchung begünstigt oder gehemmt werden; alle diese letzteren Umstände können auch von Bedeutung für die Intensitätsschwankungen der Seuche sein; ausschlaggebend aber bleibt einzig und allein die Verbreitung des specifischen

Kontagiums vom Erkrankten aus. Flügge bestreitet also entschieden das Vorhandensein weiterer Ursachen für die Diphtherie ausser der vorausgegangenen Erkrankung; er bestreitet die Möglichkeit einer autochthonen Entstehung, die sich aus einem bestehenden „Seuchenherde“ oder aus anderen Ursachen ohne Zusammenhang mit vorausgegangenen Erkrankungen herleiten könnte, und vertritt somit denjenigen Standpunkt, welchen man als den rein kontagionistischen bezeichnet hat. Eine wesentliche Stütze erhält dieser Standpunkt von Flügge durch zwei weitere Thatsachen, welche erst seit dem Erscheinen seiner Arbeit genauer bekannt worden sind, durch die Thatsache von dem verhältnissmässig häufigen Befunde virulenter Diphtheriebacillen in der Mundhöhle solcher Menschen, welche entweder garnicht oder kaum merklich an diphtherischen Erscheinungen erkranken, und durch die Thatsache von dem langen Haften von virulenten Diphtheriebacillen in der Mundhöhle und Nasenhöhle Genesener.

Zu wesentlich verschiedenen Ergebnissen gelangt Feer, der ebenfalls epidemiologische Studien an einem sehr umfangreichen Material der Stadt Basel angestellt hat. Auch er bedient sich der gleichen Methoden wie Flügge, auch er studirt die Betheiligung der Altersklassen und Jahreszeiten, der einzelnen Strassen und Häuser, auch er behandelt besonders eingehend die hygienischen Verhältnisse der Wohnungen. Zu Gunsten der Feer'schen Arbeit spricht die grössere Leichtigkeit der Orientirung, welche die kleinere Stadt ermöglicht; zu ihren Ungunsten, dass er es in Basel mit einem ausserordentlich viel milderen Auftreten der Erkrankung zu thun hat. Auf Grund seiner Untersuchungsmethode kommt Feer zu dem Schlusse, dass der persönlichen Uebertragung bei der Fortpflanzung der Diphtherie in Basel nur eine nebensächliche Bedeutung, der Verbreitungsweise auf endemischem Wege durch die durchseuchten Wohnungen und Häuser aber eine grosse Rolle zukäme. Die Auffassung von der autochthonen Entstehung könne auch heute noch insofern als richtig anerkannt werden, als die Diphtherie ohne direkten Zusammenhang mit anderen Fällen entstehen könne. Bei Flügge heisst es, dass mangelhafte Einrichtungen zur Entfernung der Abfallstoffe, schlechte Kanäle, defekte Syphons und in's Haus dringende Kanalgase in England fortgesetzt in den meisten Fällen von Diphtherie als ätiologisch betheiligt angesehen würden, dass aber eine Begründung dieser veralteten und mit unseren heutigen Kenntnissen über die Natur der Infektionserreger gar nicht zu vereinigenden Anschauungen gar nicht erst versucht werde. Feer dagegen schliesst aus seinen Beispielen, es liesse sich aus Allem fast zweifellos entnehmen, dass schlechte Abtrittsverhältnisse direkt einen diphtheriebegünstigenden Einfluss hätten. Feer erklärt, es wäre ganz falsch, das stärkere Befallensein der von Diphtherie heimgesuchten Häuser auf Rechnung der Kontagion zu setzen, welche in dem engen Verkehr dieser Häuser leichter zu Stande käme; er nimmt direkt das Bestehen von Diphtheriehäusern an. Flügge kommt aus seinen gleichartigen Studien zu dem entgegengesetzten Schluss, dass nirgends bis jetzt Anzeichen für eine sogenannte Herdbildung vorlägen und für einen ausschlaggebenden Einfluss der Lokalität, des Bodens, der Luft oder des Hauses auf die Diphtherieausbreitung. Weitere entgegengesetzte Schlüsse beider Forscher aus dem gleichartig gewonnenen Materiale aufzuzählen, ist ohne allgemeines Interesse, da schon aus diesen Ausführungen der Widerspruch zur Genüge hervorgeht.

Es steht jedenfalls das Eine fest, dass nur die eine dieser beiden einander gegenüberstehenden Ansichten die richtige sein kann; es mag auch eine gewisse Wahrscheinlichkeit für Feer sprechen, welcher einen mehr vermittelnden Standpunkt einnimmt, als Flügge, der ganz streng eine die anderen Auffassungen ausschliessende Theorie verficht; trotzdem wäre es selbstverständlich ganz verfehlt, ganz allein auf Grund der Gegenüberstellung dieser beiden gleich gründlichen Arbeiten beweisen zu wollen, welcher von beiden Forschern im Recht sei. Auch böte es voraussichtlich wenig Aussicht auf Gewinn, wollte man an dem gleichartig gewonnenen Materiale einer dritten Stadt nun lediglich auf demselben Wege wie Flügge und Feer neuen Stoff zur Erledigung des Streitpunktes beibringen.

Aus der Gegenüberstellung der beiden Arbeiten lässt sich zunächst nur der eine Schluss ziehen, dass die Lösung der gestellten Frage mit Hilfe der gemeinsam benutzten Methode überhaupt nicht zu erreichen war, sei es dass das vorhandene Material nicht ausreichte, sei es dass es überhaupt nicht für Schlüsse geeignet gewesen. Daraus folgt aber überhaupt noch nicht, dass die ganze Methode an sich eine unbrauchbare, sondern nur, dass im vorliegenden Falle die Fragestellung keine ganz ausreichende war. Ueber die zur Lösung einer bestimmten Frage anwendbare Methodik stellt Verworn in seinem vorzüglichen Werke über Allgemeine Physiologie eine sehr interessante psychologische Analyse an, deren Schluss in die Worte von Johannes Müller ausklingt, welche nicht nur für die Physiologie gelten, dass nämlich nicht die Methode einheitlich sei, sondern das Problem. Zur Lösung der Probleme sei jede Methode recht, die zum Ziele führe. Gelegentlich seiner Betrachtung macht Verworn darauf aufmerksam, dass jede Wissenschaft von dem gewaltigen Einfluss grosser Entdeckungen abhänge, dass die Entwickelung einer jeden Wissenschaft durch das psychologische Moment der Mode beherrscht werde. „Ueberall finden wir, dass imponirende Entdeckungen das Interesse von anderen Gebieten ablenken und eine grosse Menge von Forschern veranlassen, in derselben Richtung weiter zu arbeiten, besonders wenn sich die Methoden so ungeheuer fruchtbar erweisen. So werden bestimmte Arbeitsgebiete im Anschluss an epochemachende Arbeiten geradezu Mode, während für andere das Interesse fehlt. Doch tritt im Laufe der Zeit immer ein Ausgleich ein, denn jedes Gebiet, jede Methode ist endlich und erschöpft sich mit der Zeit.“

In Anlehnung an diese Worte von Verworn darf man wohl auf die Thatsache hinweisen, dass ein Forscher wie Flügge es für nöthig hält, die mit Hilfe der einen Untersuchungsmethode, der experimentell bakteriologischen, gezogenen Schlussfolgerungen durch eine ganz andersartige, die epidemiologische, stützen zu müssen. Man darf dies als ein unbeabsichtigtes, aber doch bestehendes Zugeständniss an diejenige Richtung auffassen, welche in den jüngsten Jahren auf die Grenzen auch der bakteriologischen Methodik hingewiesen hat. Es ist dies eine Richtung, die zwar volle bewundernde Anerkennung für die Männer hat, welche diese Methode erfunden und ausgebildet, und für die Ergebnisse, die mit ihr gewonnen. Dennoch aber lehnte diese Richtung sich energisch dagegen auf, dass aus diesen Ergebnissen Schlussfolgerungen gezogen würden, die nach ihrer Ueberzeugung über die Anwendbarkeit der Methode hinausgehen und für welche dennoch, sobald sie in Widerspruch mit den Ergebnissen anderer Methoden traten, der Anspruch der alleinigen Berechtigung erhoben wurde. Diese Richtung, in deren Sinn auch ich wiederholt aufgetreten bin, hat nun aus dem Lager der Bakteriologen selbst eine Reihe wichtiger Zugeständnisse im Laufe der letzten Jahre erfahren, so wenig dies auch in der äusseren Form des litterarischen Kampfes zugegeben wurde. Und als ein solches Zugeständniss kann auch das Erscheinen der Arbeit von Flügge aufgefasst werden, dass nämlich die Folgerungen auf die Verbreitung der endemischen Diphtherie, soweit sie sich allein auf die Untersuchungsergebnisse über den Löffler'schen Bacillus im Laboratorium stützen, nicht genügend sichergestellt sind, sondern einer Verificirung durch weitere Methoden bedürfen. Soweit Flügge aus seinen Resultaten den Schluss zieht, dass die epidemiologische Prüfung die experimentelle lediglich bestätigt hat, so lehrt eben die gleichzeitige und gleichartige Untersuchung von Feer, dass dieser Schluss verfrüht ist, und dass es der Herbeischaffung noch anderen Stoffes für die epidemiologische Methodik bedarf. Aus diesem Grunde habe ich mich bemüht, in den folgenden Zusammenstellungen weiteres statistisches Material zu der vorliegenden Frage beizubringen und aus denselben Schlüsse zu ziehen, welche einen kleinen Beitrag zu dem Problem von der Verbreitung der Diphtherie geben sollen. Ich verhehle mir hierbei nicht, dass solche Beiträge, wie sie der Fleiss und der Scharfsinn eines Einzelnen liefern kann, im günstigsten Falle nur einen kleinen Fortschritt bedeuten werden. Denn auch die epidemiologisch-statistische Forschungsmethode hat ihre sehr engen Grenzen, die streng innegehalten werden müssen, sollen die gezogenen Schlüsse einigen Werth haben; und das Problem von der Entstehung und Verhütung der Seuchen ist älter als die Geschichte der Heilkunst; es hat von jeher nicht nur die Aerzte, sondern auch die Völker und deren Lenker beschäftigt; sein Einfluss umfasst nicht nur das Denken, sondern auch das Gefühl und hat ebenso sehr Priester wie Dichter und Philosophen in Anspruch genommen, ja sogar oft genug auch seelische Epidemien erzeugt.

Ehe ich aber über den von mir eingeschlagenen Untersuchungsgang Rechenschaft ablege, bedarf es einer kurzen Angabe über die Grenzen, die nach meinem Standpunkt der bakteriologischen Forschungsmethode für die Feststellung der Vorgänge bei der endemischen Diphtherie gezogen sind. Ich darf mich hier um so kürzer fassen, als ich meine Ansichten vor einem Jahre in einer Broschüre[1]) niedergelegt habe und als diese Frage in den Arbeiten von Hansemann und C. Fränkel ausführlich behandelt worden ist.

Ich erkenne ohne Weiteres an, dass der Löffler'sche Bacillus in einer so übergrossen Zahl von Fällen klinisch echter Diphtherie sich findet, dass man zu der Annahme genöthigt ist, er sei ein steter Begleiter dieser Erkrankung; ich muss aus diesem konstanten Zusammenhange auch folgern, dass er in einer Beziehung zu dem Krankheitsvorgange steht. Aber ich muss die Folgerung bestreiten, dass aus dem konstanten Vorkommen bei einer Erkrankung darauf zu schliessen sei, dass die Entstehung der Krankheit allein durch die Uebertragung des Bacillus bewirkt wird. Denn der konstante Befund eines specifischen Bacillus allein ist noch kein Beweis für dessen ausschliessliche ursächliche Bedeutung. So findet sich der Soorpilz, um nur ein Beispiel anzuführen, regelmässig als Erzeuger bestimmter Krankheitsprodukte und doch genügt nicht die blosse Uebertragung dieses Pilzes auf den Prädilektionssitz der späteren Erkrankung, um die pathologischen Veränderungen hervorzurufen, sondern es bedarf dazu erst besonderer vorausgegangener Bedingungen. Für den Löffler'schen Bacillus lehren aber eine ganze Reihe bakteriologischer Thatsachen, so das Auffinden in der Mundhöhle Gesunder, oder an anderen Körperstellen oder bei anderen Erkrankungen, dass hier das Verhältniss ähnlich liegt, wie bei dem Soorpilz. Ich bestreite, dass schon für einen einzigen Fall von Diphtherie der Beweis erbracht ist, dass allein die Uebertragung des Löffler'schen Bacillus genügt habe, um die Erkrankung herbei-

[1]) Gottstein und Schleich, Immunität, Infektionstheorie und Heilserum. Berlin 1894, Julius Springer.

zuführen; und ich behaupte im Gegentheil, dass sowohl klinische wie bakteriologische Versuche dafür sprechen, dass hier jenes Verhältniss vorliegt, welches Liebreich mit dem glücklichen Ausdruck des Nosoparasitismus bezeichnet hat; auch diejenigen Fälle, in welchen zweifellose Kontagion vom Erkrankten auf den Gesunden vorliegt, wie sie z. B. bei dem Befallenwerden von Aerzten, welche Sekrete der Tracheotomiewunden aspirirten, in besonders reiner Weise zur Beobachtung gelangt, widerlegen diesen Standpunkt nicht. Denn hier ist es nicht der Bacillus allein, welcher übertragen wird, sondern mit ihm eine Menge chemisch differenter, z. Th. unorganisirter Substanzen, deren hohe Bedeutung für die Vermittlung einer Infektion uns gerade die bakteriologische Forschung der letzten Jahre gelehrt hat. Ich erkenne ferner an, dass die Wundinfektion mit dem Diphtheriebacillus bei einer bestimmten Thierart eine ganz charakteristische Erkrankung giebt; aber ich bestritt, dass hieraus irgend ein Schluss für die menschliche Diphtherie zulässig ist, indem ich sagte: „die Virulenz irgend eines Bacillus gegenüber der einen Thiergattung gestattet also keine Schlüsse auf seine krankheitserzeugende Bedeutung bei einem andern. Ob ein aus der Membran eines diphtheriekranken Kindes gezüchteter Löffler'scher Bacillus, einem Meerschweinchen eingespritzt, für dieses virulent oder avirulent ist, lässt noch keine Folgerungen über die Krankheitsursache des Menschen und die Rolle des Bacillus bei demselben zu.“ Die Richtigkeit dieser Auffassung ist durch C. Fränkel bestätigt worden, wenn er in seiner Entgegnung an Hansemann sagt: „die Thatsache von der Virulenz ist doch nur an Thieren, besonders an Meerschweinchen geprüft worden und erlaubt uns daher keinen oder nur einen sehr bedingten Rückschluss auf die Verhältnisse beim Menschen“. Da C. Fränkel in diesem Aufsatze selbst gesperrt hervorhebt, dass die blosse Gegenwart eines Infektionserregers nicht genügt, um die betreffende Krankheit zu Stande kommen zu lassen, so bedarf es Angesichts eines so gewichtigen Bundesgenossen keiner weiteren Beweise zur Stütze des Satzes, dass der blosse Nachweis eines Infektionserregers nicht ausreicht, um ihn als Ursache der Krankheit anzuerkennen.

Wie aber im vorliegenden Falle der kausale Zusammenhang liegt, das zu entscheiden, ist allerdings die bakteriologische Methodik durchaus zuständig, wenn auch bisher weniger deren engere Vertreter, wie gerade die Citate von C. Fränkel beweisen, als die Kliniker, welche sich dieser Methode bedienten, ihre Ansprüche an Kausalität viel zu niedrig gestellt haben.

Dagegen ist die bakteriologische Methode nicht ausreichend, um irgend welche Schlüsse über die Art der Ausbreitung einer Erkrankung zu geben. Sie wäre zu dieser Untersuchung berechtigt, wenn sich die ursprüngliche Annahme von der Konstanz der Virulenz einer botanisch konstanten Art bestätigt hätte. Denn dann genügte die Thatsache der Uebertragung irgendwelches konstant pathogenen Mikroorganismus in den Körper eines anderen Wirthes, wie beim Thierexperiment, um die Verbreitung der Krankheit verständlich zu machen.

Da aber diese Voraussetzung sich nicht halten lässt, so sind, wie ich an der citirten Stelle ausführlich begründete, auch die gezogenen Folgerungen als zu weitgehende hinfällig geworden. Und da die bakteriologische Methode nicht genügt, um gerade den einen wesentlichen Faktor, die Ursache der „Disposition" des befallenen Organismus, ins Bereich ihrer Betrachtungen zu ziehen, so ist diese Methode allein eben für die Frage vom Studium der Kontagion nicht ausreichend, sondern die Lösung dieses Problems verlangt die Heranziehung noch anderer Methoden. Wir haben also für das Verständniss der Vorgänge bei kontagiösen Erkrankungen von der Bakteriologie allein keine Aufklärung zu erwarten und müssen alle Folgerungen von vornherein ablehnen, welche sich nur auf diese Methode stützen, um so mehr dann, wenn sie im Widerspruch mit andersartig gewonnenen Thatsachen stehen. Es ist daher ein wenn auch häufiger, so doch thatsächlicher Irrthum, der aber gerade von den strikten Bakteriologen als solcher anerkannt wird, wenn vielfach der Unterschied zwischen bakterieller und kontagiöser Erkrankung nicht beachtet wird. Denn um mich statt zahlreicher anderer Belege wieder auf jenen Aufsatz von C. Fränkel zu berufen, so „erkranken Meerschweinchen niemals an Milzbrand; man kann sie mit zahlreichen andern Thieren zusammensperren, die mit Milzbrandbacillen geimpft sind und an der Infektion zu Grunde gehen, in keinem Falle kommt es zu einer spontanen Uebertragung". Man denke sich denselben Versuch mit diphtheriekranken Menschen gemacht, ein Versuch, welchen die Wirklichkeit täglich ausführt, und versuche darzuthun, welche Mittel die bakteriologische Forschung besitzt, um den greifbaren Unterschied im Ergebniss des Versuches blos aus den Eigenschaften des hypothetischen Erregers verständlich zu machen. Oder man versuche anzugeben, wie die bakteriologische Methodik einen sporadischen Fall von Abdominaltyphus, der z. B. durch Genuss schlechten Wassers autochthon entstanden ist, von einem durch Kontagion bei einer Krankenhauswäscherin entstandenen unterscheiden will. Man kann ein aufrichtiger Verehrer bakteriologischer Methodik sein und doch der Grenzen derselben sich bewusst werden; ich kann daher den auch mir von C. Fränkel verliehenen Titel eines „Antibakteriologen" ablehnen.

Auch die klinische Methodik kann zu falschen Folgerungen verleiten. Die Vorgänge, welche eine bestimmt charakterisirte Erkrankung auslöst, sind keine starren Wesenheiten; die Veränderungen, welche namentlich in der Erscheinungsweise von Seuchen je nach der Dauer ihres Bestandes auftreten, sind bekannt genug; auch bei den Erkrankungen, welche ursprünglich als neue Erscheinungen auftraten, aber bei denen allmählich, während sie endemisch wurden, sich die Bevölkerung der Seuche, die letztere sich der durchseuchten Bevölkerung anpasste, ist eine Aenderung ihres Charakters nicht ausgeschlossen; sollte also nicht das Bemühen, diese Veränderungen zu studiren, welche eintreten, wenn die Seuche endemisch geworden, ein ausserordentlich vielversprechendes sein? Ursprünglich nur durch direkte Uebertragung des Kontagiums fortschreitend, hat sie sich im Laufe von Jahrzehnten so eingenistet, dass ganz andere Bedingungen ihrer Verbreitung geschaffen wurden, als die anfänglichen, neben welchen der ursprüngliche Verbreitungsmodus der direkten Kontagion noch in der reinen Form gelegentlich wieder zur Beobachtung kommt.

Auch der Typhus abdominalis wurde ursprünglich für kontagiös erklärt; jetzt liegen die von dieser Erkrankung befallenen Patienten in den Krankensälen wahllos neben andern Kranken; trotz gelegentlicher Fälle von direkter Uebertragung bei Wäscherinnen u. s. w., trotz zeitweiser epidemischer Verbreitung wird die Richtigkeit dieser Auffassung von keiner

Seite bestritten; auch wenn ein Kliniker mit reichlichstem Material zahlreiche Beläge von kontagionistischer Verbreitung beibrächte, würde dies eine Aenderung nicht herbeiführen. Ich hatte nun gegenüber der durch das Ueberwiegen der bakteriologischen Forschung übermächtig gewordenen Auffassung von der rein kontagionistischen Verbreitungsweise der endemischen Diphtherie, die vielfach von dem oben gekennzeichneten Irrthum ausging, dass die bakterielle Aetiologie an sich schon den kontagiösen Charakter bewiese, eine Reihe von Thatsachen angeführt, welche für das Ueberwiegen der autochthonen Verbreitung mir zu sprechen schienen; ich hatte dabei mit der eigenen Erfahrung rein kontagionistisch entstandener Fälle der Krankheit nicht zurückgehalten; und welcher Arzt von noch so geringer Erfahrung an einem Orte mit endemischer Diphtherie wäre nicht in der Lage, eine grössere Zahl solcher trauriger Fälle beizubringen? Aber ich hatte behauptet, dass diese Zahl die Minderzahl sei im Vergleich zu der sonstigen Ausbreitungsweise der Diphtherie und im Vergleich zum Verbreitungsmodus echt kontagiöser Erkrankungen. Ich hätte die Zahl der Fälle, in denen eine direkte Kontagion stattfand, aus meiner eigenen Erfahrung, wie aus der Litteratur beliebig vergrössern können; an dem Tage, an dem ich diese Zeilen niederschrieb, war ich genöthigt, zwei Knaben dem Krankenhaus zu überweisen, die an schwerer Diphtherie erkrankt sind, nachdem ihre Schwester wenige Tage vorher die Krankheit in die Familie getragen; ich könnte die Frage aufwerfen, ob in diesem Falle irgend ein örtlicher Herd für den ersten, wie für die späteren Fälle verantwortlich sei, aber ich selbst bezweifle auf Grund eigener Erfahrungen von dem Charakter gerade dieser Diphtherieform ganz und gar nicht, dass nur die direkte Uebertragung heranzuziehen ist. Aber was beweist dieser Fall gegen meinen Standpunkt? Und wenn Baginsky in dem Versuche seiner Widerlegung aus dem Schatze seiner reichen Erfahrung noch hundert Fälle anführen wollte, die ich als solche direkter Kontagion unbedingt anerkenne, so gebe ich zu, dass gerade er ein reiches Beobachtungsmaterial hat; denn von den 167 Fällen, welche Katz auf der Abtheilung von Baginsky der Serumbehandlung unterzogen hat, finden sich allein 15, welche trotz Desinfektion und musterhafter hygienischer Einrichtung schon als Patienten des Baginsky-schen Krankenhauses in diesem selbst erst von Diphtherie inficirt worden sind. Aber das ist doch keine Widerlegung meiner Behauptung; denn ich bestritt in jenem Aufsatze gar nicht, dass direkte Kontagion bei der Diphtherie vorkommt, wie mir Baginsky ganz willkürlich unterschiebt, sondern führte selbst solche Fälle an; ich bestreite aber, dass die Kontagion gegenwärtig die einzige und wesentliche Ursache der Verbreitung der endemischen Diphtherie ist und halte es für wichtig, den Antheil zu begrenzen, welchen die Kontagion hat gegenüber demjenigen, welcher auf Rechnung der autochthonen Entstehung kommt. Ich bin mir hierbei der vollen Verantwortung bewusst und weiss zu trennen zwischen der Thätigkeit des Forschers und des Arztes am Krankenbett. Im ersten Falle berechne ich die Wahrscheinlichkeit des Antheils, welchen jeder der Faktoren an der Ausbreitung der Erkrankung hat; im zweiten Falle dagegen behandle ich individuell jeden Fall so, als ob er die ungünstigeren Verhältnisse darböte, gleichviel wie gross der Procentsatz der Wahrscheinlichkeit für dieselben in Wirklichkeit ist. Es ist immer wieder die gleiche Urtheilstäuschung, welcher gerade Aerzte so leicht unterliegen können, dass sie Betrachtungen der Wahrscheinlichkeitsrechnung durch ihre eigenen subjektiven, wenn auch noch so umfangreichen Eindrücke widerlegen zu können glauben. Die Wahrscheinlichkeit, dass ein Knabe von 10 Jahren an Scharlach in Berlin stirbt, betrug für das Jahr 1885 0,00029, d. h. von zehntausend Knaben dieses Alters hatten kaum drei diese Wahrscheinlichkeit, sie ist also recht gering; aber für die betroffenen Elternpaare dieser drei Knaben ist die Gewissheit des Verlustes schwer genug, um die Gefahr der Krankheit auch für dieses Alter hoch anzuschlagen. Auch die Wahrscheinlichkeit, an Diphtherie zu erkranken, betrug 1885 für ein Lebensjahr, sei es auch das am meisten ausgesetzte, höchstens 3%; nur mit diesen 3%, nicht mit den freigebliebenen 97%, hat es der Praktiker am Krankenbette zu thun und an diesem Bruchtheil, der in Berlin für dies eine Lebensjahr doch schon mehr als 800 Erkrankungen und mehr als 200 Todesfälle im Jahre bedeutete, sammelt er seine Erfahrungen, seien sie auch noch so umfangreich; aber er darf mit denselben nicht den

Hygieniker widerlegt zu haben glauben, welcher Betrachtungen über diese drei Procent im Rahmen der ganzen Altersklasse anstellt.

Um nun zu verwerthbaren statistischen Untersuchungen zu kommen, war die erste Bedingung die Beschaffung eines möglichst einwandfreien Materials, dessen Umfang gross genug war, um das Gesetz der grossen Zahlen noch gelten zu lassen und doch nicht zu enorm, um für das Studium von Besonderheiten die Arbeitskraft eines Einzelnen zu übersteigen. Ich durfte von vornherein nicht auf die Gruppe der gemeldeten Erkrankungen verzichten und durfte nicht, wie Kaiser, mich allein auf die Todesfälle beschränken. Dass gegen die Verwendung auch der Erkrankungsmeldungen grosse Einwände vorliegen, haben Kaiser, Heubner, Flügge und Feer ausführlich begründet; namentlich sind es zwei Bedenken, die sich geltend machen, erstens die Gefahr, dass eine Anzahl von Anginen nicht diphtheritischen Charakters sich unter den Meldungen finden, zweitens, dass eine Anzahl von echten Diphtheriefällen nicht gemeldet wurden. Die erste Gefahr erschien mir geringer in Anbetracht der Erfahrung, dass follikuläre Anginen an einem Ort mit echter endemischer Diphtherie ziemlich sicher ausgeschlossen werden, wie mich eine zehnjährige Erfahrung über die Ausübung der Meldepflicht durch die Aerzte Berlins gelehrt hat. Die zweite Gefahr, wesentliche Fehler zu begehen, war nach Berliner Verhältnissen beträchtlich grösser. Ich selbst habe in meiner Brochüre schon darauf aufmerksam gemacht, welchen unheilvollen Einfluss der seit Ende 1887 durchgeführte Desinfektionszwang auf die Ausübung der Anmeldepflicht seitens der Aerzte bewirkt hat; durch die mit der Anmeldepflicht verknüpften, für das Publikum oft recht beschwerlichen Umstände der Zwangsdesinfektion, welche auch Kleist in der Berliner medicinischen Gesellschaft und Schönberg in den Verhandlungen der Berliner Aerztekammer erwähnen, hat sich ein grosser Theil der Berliner Aerzte, sehr zum Schaden der Statistik und der öffentlichen Gesundheitspflege, bestimmen lassen, eine nicht unbeträchtliche Anzahl von Diphtherieerkrankungen nicht mehr zu melden. Es sind also vom Jahre 1888 bis zu Ende 1894, wo die Anmeldepflicht aus mehrfachen Gründen wieder sorgfältiger gehandhabt wurde, die Erkrankungszahlen in steigendem Maasse als falsch zu betrachten. Es galt daher, da ich mich im Interesse meiner Arbeitskraft auf die Untersuchung eines Jahres beschränken musste, ein solches zu wählen, in welchem jener Fehler noch vermieden war. Sehr geeignet war das Jahr 1885, weil zunächst im Jahre 1884 erst die Anmeldepflicht für Diphtherie in Berlin polizeilich eingeführt war, und diese, da mit der Anmeldung der Desinfektionszwang in seiner seit 1887 bestehenden Form noch nicht verbunden war, auch gewissenhaft ausgeübt wurde. Zweitens aber handelte es sich um ein Volkszählungsjahr, für welches die Zahlen für die einzelnen Altersklassen feststanden und nicht durch Fortschreibung gewonnen waren. Zur Gewinnung von Ergebnissen galt es noch andere Gesichtspunkte heranzuziehen, als blos die Wohnungsverhältnisse und diejenigen Beziehungen, deren sich auch Flügge und Feer bedienten. Vor Allem aber schien es mir erforderlich, bei allen Theilungen des Materials stete Vergleichungen mit einer Krankheit anzustellen, deren Verbreitung erwiesener Maassen durch Kontagion stattfindet und meine Schlüsse auf dem Unterschiede in den Ergebnissen aufzubauen. Ich wählte als Vergleichsgegenstand den Scharlach, weil für diese Krankheit, für welche keine Meldungspflicht besteht, dennoch die freiwillige Meldung von den Aerzten ihrer Gefahr wegen ausgiebiger geübt wurde, als z. B. für Masern, namentlich in dem von mir gewählten Jahre. Als Untersuchungsgegenstand diente mir das gesammte ärztliche Anmeldungsmaterial der Sanitäts-Kommission der Berliner Polizeipräsidiums. Auf meinen Antrag stellte mir die Königliche Sanitäts-Kommission durch Vermittelung des Herrn Medicinalraths Dr. Wernich, dem ich auch an dieser Stelle meinen besten Dank für seinen Beistand ausspreche, sämmtliche Anmeldungskarten des Jahres 1885 für Diphtherie und Scharlach, im Ganzen an 11 000 Stück, für meine Studien im Original zur Verfügung, ebenso übergab sie mir die in der Kommission für dieses Jahr geführten Listen. Zum Vergleich für meine Ergebnisse benutzte ich die Mittheilungen des Statistischen Jahrbuchs der Stadt Berlin für das Jahr 1885 und für meine weiteren Betrachtungen die anderen Jahrgänge des Jahrbuchs, dessen Vorzüglichkeit als Quellenwerk schon Weyl hervorhebt. Ich bekenne aber auch aus dem sonstigen Inhalt dieses Jahrbuchs, namentlich aus den Ausführungen seines Herausgebers, ausserordentlich viele Belehrung geschöpft zu haben.

Der erste Theil meiner Darstellungen beschränkt sich auf die Schlüsse aus der Gruppirung des von mir gewonnenen Zahlenmaterials. Die Abschnitte IV—VI enthalten eine Reihe theoretischer Betrachtungen, welche durchaus nicht aprioristisch gewonnen worden sind, zu deren Anstellung ich vielmehr erst durch die Verarbeitung meines Zahlenmaterials gelangt bin. Bei der Abneigung unserer Aerzte gegen Statistik und ihrem geringen Interesse für mathematische Betrachtungen, mögen sie auch so elementar sein wie die von mir gegebenen, bin ich mir darüber klar, dass ich zunächst auf Ablehnung, oder wie so Manche, die nicht einer bestimmten Schule angehören, sondern ihre eigenen Wege gehen, auf einfaches Todtschweigen zu rechnen haben werde; um so eher, als vieles von dem, was ich als Neues beibringe, im Gegensatz zu herrschenden Anschauungen steht. Das kann mich aber nicht abhalten, Ansichten zu vertreten, die ich für richtig und für das weitere Studium der Seuchenlehre für werthvoll halte.

Das Zahlenmaterial habe ich möglichst ausführlich wiedergegeben, damit jeder der Leser meine Schlussfolgerungen genau kontroliren kann. Für die gewissenhafte Verwerthung des Zahlenmaterials trage ich die Verantwortung; die aus demselben gezogenen Schlüsse gebe ich als den Ausdruck meiner Ueberzeugung hin. Kein Geringerer als Lessing sagt in dem 37. seiner antiquarischen Briefe: „Die Sachen, welche zum Grunde liegen, müssen so viel möglich ihre Richtigkeit haben; aber ob auch die Schlüsse, die ich daraus ziehe? Da traue mir niemand, da sehe jeder selbst zu.“ Wie überhebend wäre es daher von mir, wenn ich auf umfassende Zustimmung rechnete. Aber um das Eine möchte ich bitten, dass diejenigen meiner Leser, welche sich nicht zu meinen Schlussfolgerungen bekennen, ihre Einwände gegen dieselben nicht durch allgemeine Wendungen ihres persönlichen Gefühles, sondern durch Gründe belegten, damit die recht erhebliche Arbeit, welche ich für die Zusammenstellung aufzuwenden nöthig hatte, für das Fortschreiten unser Kenntnisse nicht ganz nutzlos gewesen ist.

I. Allgemeine Erscheinungen; Alter, Jahreszeit.

Das Jahr 1885 gehört in dem Zeitraum der Diphtheriebewegung für Berlin zu denjenigen Jahren, in welchen die Krankheit abzusinken anfängt. Wie Kaiser in seiner Abhandlung über „Die Verbreitung des Scharlachs und der Diphtherie in Berlin von 1874—1883"[1]) ausführlich angiebt und durch Kurven belegt, beginnt die grössere Ausbreitung dieser Krankheit in Berlin erst mit dem Jahre 1862. Einem plötzlichen sehr beträchtlichen Anstieg am Ende der sechziger Jahre folgte ein ebenso jäher Abfall, der bis zum Jahre 1873 anhielt; nach einem sprungartigen Anstieg im Jahre 1875 blieb die Intensität bis zum Jahre 1880 konstant, stieg jäh bis zum Jahre 1883, dem höchsten Punkte, welchen die Diphtheriesterblichkeit in Berlin mit 2,1 auf 1000 Lebende je erreichte, fiel schnell bis zu einem tieferen Punkte im Jahre 1888 und hat sich seitdem in einer ziemlich gleichmässigen Höhe bis jetzt erhalten. Ich sehe davon ab, die von Kaiser von 1862—1883 gegebenen Kurven hier zu reproduciren, weil erstens die Arbeit leicht zugänglich ist, und weil zweitens seine Zahlen, soweit sie durch die Mittheilungen des Berliner statistischen Jahrbuches kontrolirt werden können, von diesem vielfach abweichen, weil aus anderer Quelle gewonnen. Auch die Arbeit von R. Hecker[2]), welche Tabellen und Kurven über die Mortalität der Diphtherie in Berlin von 1883—1893 giebt, zeigt kleine Abweichungen von den von mir benutzten Zahlen.

Die nachfolgende Kurve giebt ein Bild der Bewegung der Todesfälle an Diphtherie und Scharlach in Berlin von den Jahren 1870—1892, bezogen auf 1000 Lebende dieser Jahre. Die Zahlen, sowohl die mittlere Zahl der Einwohner, wie diejenige der Todesfälle, sind von mir den entsprechenden Jahrgängen des Berliner statistischen Jahrbuches entnommen.

---

[1]) Vierteljahresschr. f. gerichtl. Medicin, Bd. II, 2.

[2]) Münch. med. Wochenschr. 1895, No. 18.

Diese nicht streng wissenschaftliche Art der Vergleichung leidet an den zwei Ungenauigkeiten, dass sie erstens die gesammte Bevölkerung, nicht die hauptsächlich betroffenen Altersklassen hineinzieht und dass, wie Böckh in den einzelnen Bänden des Jahrbuchs ausführlich begründet, die Bevölkerung einer Weltstadt durch Zuzug und Abzug keine normale Zu-

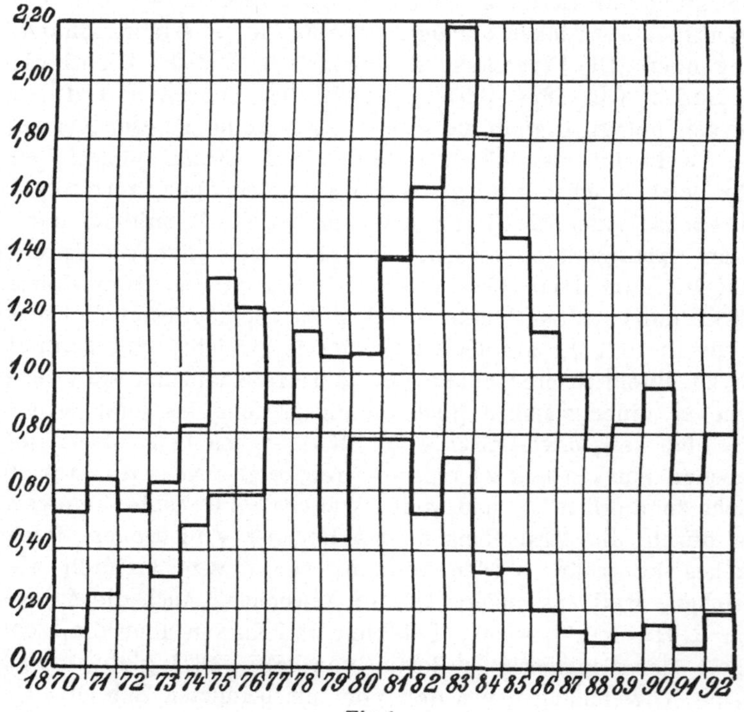

Fig. 1.
Die obere Kurve stellt die Todesfälle an Diphtherie, die untere diejenigen an Scharlach dar.

sammensetzung hat; eine wissenschaftliche Vergleichung hat also nicht die wirkliche Zahl der Ortsanwesenden, sondern die auf die Sterbetafeln reducirten Altersklassen zu berücksichtigen. Die nach der Methode von Böckh richtig berechneten Zahlen für die Jahre 1876 bis 1887 finden sich auf Seite 60 ff. des Jahrgangs 1892 angegeben. Immerhin habe ich mich durch Aufzeichnung der Kurve nach diesen wissenschaftlich gewonnenen

Zahlen überzeugt, dass die graphische Darstellung der groben Schwankungen, auf die es hier ankommt, mit der nach der unexakten Methode gewonnenen Kurve im Wesentlichen übereinstimmt.

Aus der geringen Anzahl der Jahre lässt sich natürlich ein Schluss über das gegenseitige Verhalten der Mortalität von Diphtherie und Scharlach nicht ziehen, selbst unter Heranziehung der Kurve von Kaiser. Immerhin ist ein gewisser Parallelismus nicht zu verkennen, und man kann soviel sagen, dass der aus der Betrachtung der Kurve gewonnene Eindruck einer in vorbakteriologischer Zeit aufgestellten epidemiologischen These wenigstens nicht widerspricht. Nach diesem Satze sind die Verschlechterungen und Verbesserungen des allgemeinen Gesundheitszustandes, welche in den kleineren Schwankungen der Gesammtmortalität zum Ausdruck kommen, gewöhnlich nicht durch eine einzelne Erkrankung, sondern durch Zunahme oder Abnahme mehrerer Erkrankungen bedingt; es besteht also eine allgemeine grössere oder geringere Empfänglichkeit für äussere Schädlichkeiten. Ferner bildet das Jahr 1877 der Kurve ein Beispiel für die ebenfalls nicht unbekannte Ausnahme des obigen Satzes, dass bei dem besonders heftigen Auftreten einer Epidemie andere Infektionskrankheiten zeitweise zurücktreten. Vermuthlich wird auch das Jahr 1895 für diese letztere Beobachtung ein Beispiel abgeben, in welchem in Berlin eine ungewöhnlich schwere Scharlachepidemie bei einer in Bezug auf Mortalität ungewöhnlich milden Diphtheriemorbidität herrscht. Aber selbstverständlich eignet sich die obige nur orientirende Kurve nicht zu irgend welchen weitergehenden Schlussfolgerungen.

Das Jahr 1885, welches ich aus den in der Einleitung angegebenen Gründen zu meinen Untersuchungen wählte, hatte, nach den mir zur Verfügung gestellten ärztlichen Meldekarten (einschliesslich der Meldungen aus den Krankenhäusern und der nur durch den Todtenschein bekannt gewordenen Meldungen) 8056 gemeldete Erkrankungen an Diphtherie mit 1790 Todesfällen. Das Berliner statistische Jahrbuch giebt die Zahlen ein wenig abweichend an, nämlich 7667 Erkrankungen mit 1802 Todesfällen einschliesslich 66 Scharlachdiphtherien. Woher der Unterschied kommt, auf dessen Konstanz auch

Th. Weyl aufmerksam macht, vermag ich nicht zu sagen. Für Scharlach habe ich nach Ausschluss der Passanten 3020 Erkrankungen mit 362 Todesfällen verzeichnet, während das statistische Jahrbuch deren 3021 mit 361 Todesfällen aufführt. Hier ist, namentlich für die Todesfälle, bei den einzelnen Standesämtern eine viel grössere Uebereinstimmung der Zahlenreihen vorhanden, als dies für Diphtherie der Fall. Dieses mir zu Gebote stehende Material habe ich nach allen verfügbaren Gesichtspunkten getheilt, nämlich nach dem

1. Verhältniss zwischen Erkrankungen und Todesfällen;
2. Geschlecht und Altersklassen;
3. Standesämtern;
4. Jahreszeit.

1. Mortalität.

Die Gesammtmortalität für Diphtherie beträgt nach meinen Aufzeichnungen für das Jahr 1885 22,2%, sie würde nach den Zahlen des statistischen Jahrbuchs 23,5% betragen. Die Gesammtmortalität für Scharlach dagegen betrug 11,9%.

Die Schwankungen der Mortalität für Diphtherie und Scharlach betrugen für die einzelnen Standesämter:

Zahl	Diphtherie %	Scharlach %	Zahl	Diphtherie %	Scharlach %
I.	17,5	8,4	VIII.	25,7	20,1
II.	23,6	0	IX.	22,2	7,3
III.	19,8	8,5	X.	22,1	10,9
IV.	22,8	11,8	XI.	25,04	10,5
V.	29,8	21,8	XII.	21,6	10,3
VI.	20,9	12,4	XIII.	21,9	14,7
VII.	22,1	12,5			

Die Mortalität der Diphtherie schwankt danach in den einzelnen Standesämtern verhältnissmässig in engen Grenzen; besonders tief ist sie in Amt I, dem Centrum, welches überwiegend Geschäftsgegend ist, wenig Geburten hat und dessen Einwohnerzahl von Jahr zu Jahr zurückgeht; besonders hoch ist sie in der äusseren Luisenstadt (V), einem überwiegenden Arbeiterviertel mit hoher Geburtenzahl. Die Scharlachmortalität schwankt in sehr viel bedeutendere Grenzen, deren Ursachen jedenfalls nicht nur in epidemiologischen Momenten zu suchen sind.

Die Schwankungen der Mortalität bezogen auf die Erkrankten sind nach den einzelnen Monaten die folgenden:

Monat	Diphtherie	Scharlach	Monat	Diphtherie	Scharlach
Januar	21,9	10,9	Juli	18,5	12,7
Februar	24,6	12,8	August	20,9	11,8
März	21,3	10,7	September	20,1	14,3
April	21,6	8,9	Oktober	25,4	13,2
Mai	21,9	14,7	November	23,6	10,6
Juni	19,9	10,2	December	25,3	9,9

Die Schwankungen des Verhältnisses zwischen Erkrankung und Tod sind also bei Diphtherie nach den Monaten verhältnissmässig gering; die enorme Sterblichkeit dieser Seuche ist in den Sommermonaten etwas geringer als in den letzten Monaten des Jahres; aber die Aussicht für den Befallenen, die Krankheit zu überstehen, ist auch im Sommer nicht erheblich grösser als im Winter.

Die Schwankungen der gleichen Verhältnisse sind für Scharlach wiederum grösser, zwischen 8,9 im April und 14,3 im September resp. 14,7 im Mai und stehen sicher nicht in Beziehung zur Jahreszeit.

Was nämlich die für Scharlach beobachteten Schwankungen betrifft, so darf nicht vergessen werden, dass diese Krankheit im behandelten Jahre nicht der Anmeldungspflicht unterlag; wenn auch anzunehmen ist, dass das Fehlen der unterbliebenen Anmeldungen für die Monatseintheilung ziemlich gleichmässig gilt, so ist dies für die Eintheilung nach Standesämtern nicht der Fall, weil hier die verschiedene Ausübung der Meldepflicht durch die einzelnen Aerzte ins Gewicht fällt und das ungleichmässige Verhalten schon weniger sehr beschäftigter Aerzte in verschiedenen Stadttheilen grosse Unterschiede hervorrufen kann. Es gebricht also hier an einen Maass für den Fehler; und Schlüsse aus einem Material, dessen Fehlerquellen nicht ins Bereich der Untersuchung gezogen werden können, sind bekanntlich ungültig.

Dagegen hat sich für die Diphtherie einwandsfrei gezeigt, dass bei verschiedenen Theilungen des Materiales die Mortalität des Jahres 1885 eine nur in geringen Grenzen schwankende blieb und im Wesentlichen von der Art der Erkrankung, nur in geringem Maasse ausserdem noch von der Jahreszeit und Oertlichkeit abhing.

Es wäre von dem höchsten Interesse zu untersuchen, ob die Intensität der Erkrankung in irgend welchem Zusammenhange mit der Mortalität steht. Wir wissen von der Cholera und anderen Seuchen, dass sie im Beginn und auf der Höhe der Epidemie eine höhere Mortalität zeigen als beim Niedergange. Bei der Influenza scheint es sich umgekehrt zu verhalten. Leider ist die Ausführung dieser Untersuchung aus den angegebenen Gründen über die Unrichtigkeit der Anmeldungen in den auf das Jahr 1887 folgenden Jahren ausgeschlossen und muss einer späteren Zeit, welche zuverlässigeres Material bietet, vorbehalten werden.

2. Geschlecht und Alter.

Die längst festgestellte Thatsache, dass die Geschlechter Unterschiede nach den Altersklassen zeigen, wird für Diphtherie und Scharlach auch durch die Erfahrungen des Jahres 1885 bestätigt.

Ich gebe in der folgenden Tabelle die Altersklassen für die Geschlechter getrennt; die Todesfälle sind in Klammern beigefügt. In den angeführten Zahlen ergiebt sich ein gröberer Unterschied für das Verhältniss vom ersten zum zweiten Lebensjahr zwischen den Zahlen des Berliner statistischen Jahrbuches und meiner Berechnung; derselbe ist darauf zurückzuführen, dass auf den mir zu Gebote stehenden Meldekarten bei den unter 1 Jahr alten Kindern das Jahr oft rund verzeichnet war und nicht nach Monaten, so dass dieselben dem zweiten Lebensjahr zugerechnet werden mussten. Ich habe darum die Zahlen des Jahrbuches an dieser Stelle besonders beigefügt.

In der Kurve sind die Erkrankungen und Todesfälle nach Altersstufen eingezeichnet; die einzelnen Jahre habe ich im Interesse einer richtigen Berechnung in der Weise gewonnen, dass ich die fünfjährigen Gruppen nach den Ergebnissen der Volkszählung mit Hilfe der von Bökh berechneten Sterbetafel für 1885 interpolirte.

Absolute Zahlen.

Alter	Diphtherie. Knaben	Mädchen	Zusammen	Scharlach. Knaben	Mädchen	Zusammen
0—1	61 (37)	63 (32)	124 (69)[1]	22 (8)	24 (5)	46 (13)
1—2	268 (147)	230 (141)	498 (288)[1]	60 (15)	66 (17)	126 (32)
2—3	359 (150)	345 (149)	704 (299)	115 (32)	149 (40)	264 (72)
3—4	353 (131)	412 (130)	765 (261)	150 (15)	153 (22)	303 (37)
4—5	411 (112)	413 (113)	830 (225)	184 (31)	150 (28)	334 (59)
5—6	322 (73)	373 (96)	695 (169)	120 (18)	146 (24)	266 (42)
6—7	297 (63)	366 (73)	663 (136)	117 (14)	151 (21)	268 (35)
7—8	287 (47)	352 (63)	639 (110)	142 (9)	148 (11)	290 (20)
8—9	241 (33)	304 (51)	545 (84)	109 (7)	123 (7)	232 (14)
9—10	153 (15)	206 (19)	359 (34)	90 (5)	112 (6)	212 (11)
10—11	125 (16)	142 (15)	267 (31)	60 (3)	83 (2)	143 (5)
11—12	95 (7)	124 (6)	219 (13)	39 (0)	57 (2)	96 (2)
12—13	86 (8)	115 (9)	201 (17)	43 (2)	51 (1)	94 (3)
13—14	56 (5)	77 (4)	133 (9)	30 (1)	29 (1)	59 (2)
14—15	48 (2)	43 (3)	91 (5)	13 (0)	21 (1)	34 (1)
15—16	28 (4)	49 (0)	77 (4)	15 (0)	19 (1)	34 (1)
16—17	36 (3)	54 (0)	90 (3)	15 (0)	15 (1)	30 (1)
17—18	36 (3)	54 (0)	90 (3)	13 (0)	16 (1)	29 (1)
18—19	26 (1)	57 (3)	83 (4)	8 (0)	10 (0)	28 (0)
19—20	23 (2)	60 (0)	83 (2)	3	4	7 (0)
20—25	66 (1)	239 (4)	305 (5)			
25—30	53 (1)	147 (2)	200 (3)			
30—40	77 (2)	161 (4)	237 (6)			

In ‰ der Lebenden der entsprechenden Altersklasse.

Alter	Diphtherie. Knaben	Mädchen	Scharlach. Knaben	Mädchen
0—1	3,8 (2,3)	3,8 (1,9)	1,3 (0,5)	1,4 (0,3)
1—2	18,4 (10,1)	15,6 (9,5)	4,1 (1,0)	4,5 (1,0)
2—3	25,9 (10,8)	24,5 (10,6)	8,3 (2,3)	10,6 (2,8)
3—4	26,3 (9,7)	30,2 (9,5)	11,1 (1,1)	11,2 (1,6)
4—5	30,3 (8,5)	31,1 (8,5)	14,0 (2,3)	11,3 (2,1)
5—6	24,9 (5,6)	28,2 (7,1)	9,2 (1,4)	11,0 (1,8)
6—7	23,3 (4,8)	28,0 (5,6)	9,1 (1,1)	11,5 (1,6)
7—8	22,7 (3,7)	27,2 (4,8)	11,2 (0,7)	11,4 (0,9)
8—9	19,2 (2,6)	23,7 (3,9)	8,7 (0,56)	9,6 (0,5)
9—10	12,4 (1,1)	16,1 (1,4)	7,2 (0,4)	8,7 (0,47)

[1]) Nach dem Berliner stat. Jahrbuch 98 resp. 314.

	Diphtherie.		Scharlach.	
Alter	Knaben	Mädchen	Knaben	Mädchen
10—11	12,3 (1,5)	13,6 (1,4)	5,9 (0,29)	7,9 (0,19)
11—12	9,4 (0,7)	11,9 (0,6)	3,8 (0)	5,5 (0,19)
12—13	8,5 (0,8)	11,0 (0,9)	4,2 (0,19)	4,9 (0,09)
13—14	5,5 (0,5)	7,4 (0,4)	2,9 (0,09)	2,8 (0,09)
14—15	4,8 (0,2)	4,1 (0,3)	1,3	2,0 (0,08)
15—16	2,6 (0,4)	4,0 (0)	1,4	1,6 (0,08)
16—17	3,0 (0)	3,8 (0,2)	1,4	1,2 (0,08)
17—18	3,4 (0,3)	4,4 (0)	1,2	1,3
18—19	2,4 (0,1)	4,7 (0,2)	0,8	0,8
19—20	2,2 (0,2)	5,0 (0)	0,3	0,3

Die relativen Zahlenverhältnisse stellen sich in der Kurve folgendermassen dar:

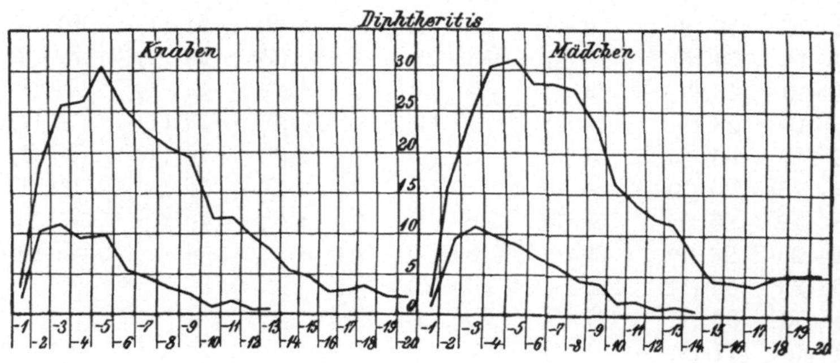

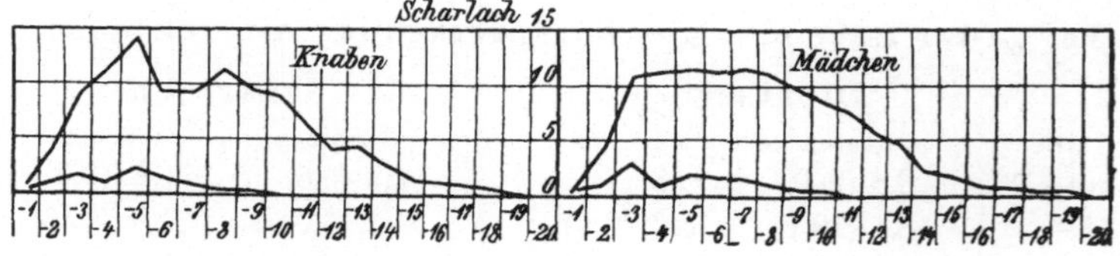

Fig. 2 u. 3.
Die oberen Kurven bedeuten die Zahl der Erkrankungen, die unteren Kurven die Zahl der Todesfälle an Diphtherie bzw. Scharlach.

Was das Verhältniss der Altersklassen und Geschlechter zur Diphtherie betrifft, so ergiebt also das Jahr 1885 in Berlin Zahlen, welche in keiner Beziehung von den allgemein festgestellten Erscheinungen abweichen. Die Erkrankungs- und Sterbeziffer ist für das erste Lebensjahr gering, steigt ziemlich steil bis zum 5. Lebensjahre an, um dann bis zum 10. Lebensjahre langsam, von da an schneller abzusinken. Der Anstieg tritt bei dem weiblichen Geschlecht etwas später ein, um seine Höhe etwas länger zu bewahren und etwas langsamer abzufallen. Die Steigerung nach dem 20. Lebensjahre ist z. Th. auf den Zuzug zurückzuführen; sie betrifft hauptsächlich das weibliche Geschlecht und hier vorzugsweise Mütter und Dienstmädchen. Die Sterblichkeit in Bezug auf die Erkrankungen ist am grössten in den ersten zwei Lebensjahren, in welchen sie mehr als die Hälfte der Erkrankungen beträgt, das Verhältniss ist zwischen dem 2. bis 5. Lebensjahre rund ein Drittel, und zwar anfangs etwas mehr, später etwas weniger; von da an nimmt die Sterblichkeit der Erkrankten von Jahr zu Jahr ziemlich schnell ab. Wenn man mit diesen Beobachtungen diejenigen für den Scharlach vergleicht, so zeigt sich zunächst, dass die Intensität der Erkrankung und Sterblichkeit ein wesentlich geringere ist. Das Verhalten der Geschlechter ist ähnlich wie bei Diphtherie; die Sterblichkeit der Erkrankten ist in den ersten zwei Lebensjahren durchaus nicht grösser, als in den darauffolgenden; sie ist vom 4.—6. Lebensjahr gleichmässig, ein wenig geringer als in den ersten drei Jahren, um von da an ziemlich schnell und tief abzusinken. Der Hauptunterschied, welcher aber für Scharlach und Diphtherie sich ergiebt, ist die verschiedene Betheiligung der Altersklassen. Während bei der Diphtherie für das Jahr 1885 und nach anderen Erfahrungen ganz allgemein der Höhepunkt der Erkrankungen ziemlich steil ansteigend mit dem 4. und 5. Lebensjahre erreicht wird, welchem Höhepunkt ein sehr steiler Abfall folgt, wird für Scharlach diese Höhe erst ein bis zwei Jahre später erreicht, und der Abfall ist, namentlich für die Mädchen, ein ausserordentlich viel langsamerer. Da es möglich war, dass es sich im Jahre 1885 nur um ein zufälliges Vorkommniss handelte, prüfte ich das Verhalten von Diphtherie und Scharlach in dieser Beziehung für die 1885 bis 1890 nach den Angaben des Berliner statistischen Jahrbuches, indem ich die daselbst nur für 5jährige Altersklassen angegebenen Erkrankungen auf die Zahl der vorhandenen Lebenden dieses Altersabschnittes bezog.

Es ergab sich hierbei folgende Tabelle auf 10000 Lebende berechnet.

Diphtherie.

	86	87	88	89	90
0— 5	154,9	130,9	110,9	107,2	118
5—10	163,4	125,8	104,7	102,2	134,3

Scharlach.

0— 5	59,4	61,7	70,5	74,8	57,2
5—10	86,5	90,2	96,5	111,7	71,8

Während also für die Diphtherie in zwei von sechs Jahren auch ein geringes Uebergewicht der Erkrankungen der höheren Altersklasse sich ergiebt, ist diese Erscheinung für Scharlach eine regelmässige und in ihren Unterschieden wesentlich erheblichere. Die Erscheinung ist also keine zufällige, sondern durch eine einheitliche Ursache bedingt. Eine Bestätigung derselben durch eine gleichmässig vorgenommene Gegenüberstellung der Todesfälle hat bei dem schnellen Absinken der Sterblichkeit keine Aussicht auf Erfolg.

Die Ursachen können in zwei Punkten gesucht werden. Erstens könnte man folgern, dass thatsächlich für Scharlach das höhere, also hier direkt das schulpflichtige Alter eine grössere Disposition zur Erkrankung besässe als das erste Quinquennium, während bei der Diphtherie das Verhältniss umgekehrt liegt. Es würde bei dieser Annahme ein Licht auf die Verbreitungsweise beider Krankheiten geworfen werden. Diejenige Erkrankung, bei welcher die alleinige Verbreitung durch Kontagion die wahrscheinlichste ist, erreicht ihre grösste Intensität erst in dem Alter, in welchem die Gelegenheit zur Ansteckung die grösste ist, nämlich im schulpflichtigen; diejenige Erkrankung dagegen, bei welcher der Verbreitungsmodus noch strittig ist, wird diesem natürlichen Einflusse nicht unterworfen, sondern zeigt ein verschiedenes Verhalten der Altersdisposition, welches mit der grössten Gelegenheit zur Kontagion nicht im Einklang steht. Der Einwand, dass schon durch die Betheiligung des früheren Alters die späteren Lebensalter so durchseucht seien, dass sie nicht mehr in demselben Grade in Betracht kämen, ist, wie aus späteren Auseinandersetzungen hervorgehen wird, hierbei nicht zu rechtfertigen. Indess wäre auch eine ganz andere Erklärung möglich, welche sogar die grössere Wahrscheinlichkeit für sich hat. Es wäre nämlich möglich, dass für Scharlach, welches dem Meldezwang nicht unterliegt, gerade diejenigen Fälle mit Vorliebe von den Aerzten gemeldet würden, deren Anzeige für die Schule von Interesse war, dass aber in solchen Fällen, namentlich leichterer Art, in welchen ein allgemeines Interesse nicht betroffen wurde, die Meldung häufiger unterblieb. Diese Annahme gilt vielleicht auch im Jahr 1890 für Diphtherie. Ist diese letztere Annahme richtig, dann ist natürlich aus dem obigen Verhältniss irgend ein Schluss unmöglich und es liegt mir fern, einen solchen zu ziehen. Die ganze Frage ist aber interessant genug und deshalb habe ich sie so ausführlich verfolgt, um andere Untersucher, die über umfangreiches und doch einwandfreies Material verfügen, zur Nachuntersuchung zu veranlassen.

Aus der ganzen Betrachtung der Altersklassen ergiebt sich also nur die eine wichtige sichere Thatsache, dass die Mortalität der in den frühesten Lebensjahren an Scharlach Erkrankten keine so hohe ist, als dies bei der Diphtherie der Fall ist.

3. Standesämter.

In seiner Abhandlung über Diphtherie legt Flügge ein grosses Gewicht darauf, dass in den einzelnen Stadttheilen die Diphtherie zu ganz verschiedenen Zeitpunkten des beobachteten Zeitraumes anfing, ihren Höhepunkt erreichte und abfiel; betrachtete man grössere Stadtbezirke, so glichen sich die verschiedensten Intensitäten dermaassen gegen einander aus, dass ein wahres Bild über das örtliche Fortschreiten der Erkrankung schwer zu gewinnen sei. Auch bei der von ihm geübten Betrachtungsweise fielen oft ganz kleine, besonders schwer oder leicht befallene Bezirke mehr ins Gewicht, als ihnen zukäme; immerhin ergäbe die von ihm geübte Betrachtung nach Stadtbezirken, die er in mehreren Kurven darstellt, ein Bild von dem Fortschreiten der Epidemie nach Stadttheilen.

War die Verfolgung dieser Frage schon für die Grossstadt Breslau, deren Einwohnerschaft nach Zu- und Abzug ziemlich gleichmässig ist, eine schwierige Aufgabe, deren Ergebniss für den unbefangenen Leser nur der Anblick einer grossen Zahl ganz gesetzlos verlaufender Kurven ist, so ist die Lösung der

Aufgabe für Berlin eine vollständige Unmöglichkeit. Hier giebt es Stadttheile, die im Laufe weniger Jahre die Umwandlung von bewohnten Strassen in Geschäftsstrassen durchmachten, in welchen die Zahl der Einwohner rapide herunterging; andere Stadttheile haben ihre Einwohnerschaft abnorm vermehrt, in wieder anderen ist der Charakter der Bewohner ein durchaus anderer geworden; ursprünglich peripher gelegen und überwiegend von Arbeitern bewohnt, haben sie durch die Ausdehnung der Stadt eine besser situirte Bevölkerung bekommen, während die ursprünglichen Einwohner in die nächstliegenden Vororte gewandert sind. Es ist direkt unmöglich, alle diese Verhältnisse mit in Rechnung zu ziehen und durch Reduktion auszuschliessen.

Immerhin, damit der Leser sich ein Urtheil bilden kann, habe ich für die einzelnen Berliner Standesämter und für den Zeitraum von 4 Jahren die Zahlen für Erkrankungen und Todesfälle an Diphtherie und Scharlach unter Reduktion von deren jeweiliger, unter sich und nach den Jahren ausserordentlich schwankender Einwohnerzahl auf 10000 Lebende tabellarisch angegeben. Zur Orientirung über den Charakter der Einwohnerzahl habe ich jedem Standesamt die Geburtenzahl in Procenten der Einwohner des Jahres 1885 beigefügt.

Wir sehen also für Diphtherie, Erkrankungen sowohl wie Todesfälle, meistens ein mehr oder weniger intensives Herabgehen der Ziffern bei den einzelnen Standesämtern; seltener, namentlich für die Sterblichkeit, ein Konstantbleiben. Meistens sind diejenigen Bezirke, die durch besondere Intensität sich auszeichnen, während der ganzen Zeit hoch, doch kommen auch Ausnahmen, wie bei Standesamt VII vor, welches schliesslich 1890 völlig in die Durchschnittshöhe gerückt ist. Es handelt sich um das Stralauerviertel, in welchem allerdings in diesem Zeitraum grosse Umwälzungen durch Beseitigung ganzer enger Stadttheile stattfanden. Doch bin ich weit entfernt, beide Thatsachen in Beziehung zu bringen, weil die Gesammtverhältnisse zu komplicirt liegen. Aehnliches gilt vom Standesamt III, dem Westen Berlins, dessen Anwachsen ja bekannt ist. Nirgends findet sich aber deutlich die Erscheinung, welche Flügge beansprucht, nämlich Gipfel, die in dem einen Jahre dem einen, im andern einem andern Stadttheile zukämen. Eher könnte

Geburten-ziffer	I.	II.	III.	IV.	V.	VI.	VII.	VIII.	IX.	X.	XI.	XII.	XIII.
1885	23,05	20,87	26,79	34,76	45,38	27,70	43,79	37,29	28,96	44,10	39,83	34,44	49,99
					Diphtherieerkrankungen.								
1885	35,53	45,3	66,3	44,1	48,1	54,3	83,9	57,8	41,01	54,6	53,1	52,3	90,5
1886	34,3	35,9	46,1	40,9	44,3	35,5	68,1	43,9	31,9	46,5	40,0	54,4	64,9
1887	28,1	33,2	53,8	47,7	39,0	31,3	39,2	48,5	27,5	36,2	29,5	45,6	41,5
1890	13,2	20,7	28,4	32,1	28,9	25,8	27,1	18,8	18,2	20,9	25,9	46,3	49,6
					Diphtherietodesfälle.								
1885	6,24	10,7	13,1	10,06	14,3	11,4	18,5	14,5	9,2	12,08	13,3	11,3	18,3
1886	7,6	6,9	9,8	10,6	14,2	6,1	15,3	16,3	7,3	10,9	9,9	10,7	12,9
1887	7,1	5,8	11,2	11,6	10,7	6,9	8,7	9,1	7,2	9,6	7,9	9,1	9,4
1890	3,1	3,9	6,02	10,4	10,5	5,8	9,8	7,6	7,5	6,8	9,2	10,7	16,7
					Scharlacherkrankungen.								
1885	20,9	20,8	20,6	19,9	17,6	18,2	26,1	25,5	16,9	27,7	27,8	30,4	30,1
1886	17,6	22,3	26,6	22,8	16,4	20,3	19,7	18,9	15,7	23,6	19,6	19,7	21,8
1887	20,9	15,2	26,3	23,9	13,9	15,5	27,6	15,8	13,7	18,7	25,0	21,1	26,5
1890	15,1	16,2	25,6	13,4	14,7	15,7	18,6	13,5	12,6	15,6	14,3	19,5	14,05
					Scharlachtodesfälle.								
1885	1,76	0	1,7	2,4	3,8	2,2	3,4	5,2	1,1	3,07	4,8	3,2	4,4
1886	1,1	1,1	1,7	1,9	2,0	1,6	2,5	2,4	1,2	2,1	1,7	1,9	3,5
1887	1,9	0,6	0,5	1,6	2,1	1,1	1,9	1,9	2,1	1,5	3,2	1,8	3,6
1890	1,03	1,1	1,7	1,4	1,5	1,3	2,9	1,3	1,6	2,3	1,8	2,3	1,5

man, wenn man künsteln wollte, dies Verhältniss für Scharlach behaupten wollen. Indess thut man wohl besser, auf eine Lösung bei den komplicirten Verhältnissen des abnorm wachsenden Berlins zu verzichten.

4. Einfluss der Jahreszeiten.

Es ist eine alte durch zahlreiche Beobachtungen gestützte und eigentlich niemals ernstlich angezweifelte Thatsache, dass die Intensität der Erkrankungen wie der Todesfälle an Diphtherie im Zusammenhang mit der Jahreszeit stände, dass sie im Sommer geringer, im Herbst und Winter zunimmt und mit dem Frühjahr abzusinken beginnt. Diese Thatsache ist so sicher und ihr Erscheinen im Allgemeinen so wenig durch Nebenursachen zu unterdrücken, dass sie sogar in dem immerhin begrenzten Beobachtungskreise des einzelnen Arztes unverkennbar hervortritt. Sie ist eigentlich so wenig angezweifelt, dass nur noch über die Deutung ihrer Ursachen eine Erörterung angebracht erschien.

Um so verwunderlicher war es, dass Flügge in seiner so oft citirten Arbeit, deren gründliche Disposition und scharfsinnige Erörterungen auch seinem sachlichen Gegner volle Anerkennung abnöthigen, den Einfluss der Jahreszeit auf die Ausbreitung der Diphtherie einfach ableugnen konnte. An zwei Stellen seiner Arbeit drückt sich Flügge folgendermaassen aus: „Da viele Beobachter konstatirt haben, dass eine von der Regel stark abweichende jahreszeitliche Vertheilung der Diphtherie durchaus nicht selten ist, so dürfen wir hinter der geringen Häufung der Fälle, welche die Mittelzahlen für den Winter erkennen lassen, keinen irgendwie ausschlaggebenden Einfluss suchen. Erst dann, wenn auch auf kleinerem Gebiete sich stets dieselbe zeitliche Vertheilung wiederholen würde, dürfte man auf ein bedeutsames ätiologisches Moment schliessen[1]). Wenn aber nur in der aus sehr verschiedenen Einzelwerthen abgeglichenen Mittelzahl eine einigermaassen übereinstimmende und dabei geringfügige Differenz hervortritt, so muss es sich um etwas

---

[1]) Im Original nicht gesperrt. Zeitschr. f. Hygiene. Bd. XVII, S. 420 und 421.

für die Verbreitungsweise relativ Belangloses handeln." Flügge fährt dann weiter fort, dass die geringen jahreszeitlichen Schwankungen ja auch, statt durch Witterungseinflüsse, durch Lebensgewohnheiten und Gebräuche, welche an die Jahreszeit gebunden sind, aber die Ausbreitung des Kontagiums hemmen oder fördern könnten, oder durch prädisponirende Erkältungseinflüsse, die das Haften des Kontagiums erleichtern, bedingt sein können. An einer zweiten Stelle kommt Flügge durch Analyse der Breslauer Verhältnisse zu dem Ergebnisse, wie indifferent die Witterung für die Ausbreitung der Diphtherie sei. Eine gewisse Begünstigung der Ausbreitung durch die Wintermonate bestehe zweifellos, aber der jahreszeitliche Einfluss zeige sich bei genauerer Analyse als ein nebensächliches Moment, dessen Bedeutung für die Diphtherieausbreitung vielfach stark überschätzt sei (S. 452 u. 453).

Der Grund, welcher Flügge veranlasst, an dieser Stelle sich mit allgemein herrschenden Annahmen in Widerspruch zu setzen, ist leicht zu verstehen. Ist die Flügge'sche Grundanschauung richtig, die zu beweisen die Tendenz seiner ganzen epidemiologischen Untersuchung ist, dass nämlich nur die Ausstreuung des Kontagiums des Löffler'schen Bacillus vom erkrankten Menschen aus für die Verbreitung der Krankheit ausschlaggebend ist, so ist mit dieser Annahme die ursächliche Mitwirkung anderer ausserhalb der Sphäre des Bacillus liegender Momente direkt unvereinbar. Die Flügge'sche Theorie ist unhaltbar, wenn sich nachweisen lässt, dass die Schwankungen der Jahreszeit, die mit den Lebenseigenschaften des Bacillus sich nicht vereinen lassen, einen gesetzmässigen Einfluss auf die Verbreitung der Krankheit haben. Darum bedurfte Flügge unbedingt des Nachweises, dass dieser Zusammenhang nebensächlich und übertrieben sei. Es ist wichtig, diesen Gedanken festzuhalten, weil erst durch denselben die Frage des Einflusses der Jahreszeiten eine principielle Bedeutung erhält.

Flügge hält den Zusammenhang für nebensächlich, weil erstens derselbe nur bei grossen Zahlen, nicht aber, wie erforderlich, regelmässig auch auf kleinerem Gebiete sich zeige. Es ist immerhin peinlich, einem Forscher gegenüber, wie es Flügge ist, mit Schulweisheit zu kommen, aber in seinen Worten ist geradezu eine Ableugnung des Gesetzes der grossen

Zahlen enthalten, welche allem Hergebrachten widerspricht. Nur auf kleinem Gebiete waltet der Zufall, und die Zusammenfassung kleinerer Gruppen zu grossen Zahlen ermöglicht es; jene unliebsamen Nebeneinflüsse auszuschliessen, die sich dann gegenseitig aufheben, während wirkliche Ursachen erst durch grosse Zahlen scharf hervortreten. Der erste Grund ist also direkt unzulässig und falsch. Aber auch aus Flügge's zweiter Begründung, dass an den Breslauer Zahlen der Einfluss der Jahreszeiten nicht scharf hervorträte, würde eben nur folgen, dass seine Zahlen zu klein sind.

Gegen den zweiten Grund kann ich folgende Zahlenreihen aus Berliner Erfahrungen anführen.

Für das Jahr 1885 gestaltete sich der Einfluss der Jahreszeit auf die Verbreitung von Diphtherie und Scharlach folgendermaassen:

	Diphtherie.		Scharlach.	
	Erkrankt	Gestorben	Erkrankt	Gestorben
Januar	727	159	256	28
Februar	674	166	179	23
März	632	135	196	21
April	649	140	191	17
Mai	688	150	210	31
Juni	698	139	215	22
Juli	550	102	180	23
August	553	111	304	36
September	736	154	410	59
Oktober	828	211	324	43
November	698	165	311	33
December	623	158	241	24

Wir sehen also für die Diphtherie, sowohl für Erkrankungen, wie für Todesfälle, eine ganz deutliche Abhängigkeit von der Jahreszeit, einen fast kontinuirlichen Abfall von April an mit niedrigstem Stande im Juli und August, darauf ein Ansteigen, welches im Oktober den Höhepunkt erreicht.

Für Scharlach sehen wir im Gegensatz hierzu eine grössere Unregelmässigkeit, wie man es genau nach den Flügge'schen Ansichten von einer Krankheit zu erwarten hat, deren ausschlaggebende Verbreitung durch Kontagion stattfindet.

Da aber die Betrachtung eines Jahres dem Zufall Spielraum lässt, so habe ich nach den Angaben des Berliner statistischen Jahrbuchs die Zahlen für mehrere Jahre zusammengefasst, und zwar für die Erkrankungsfälle die Jahre 1885 bis 1890, für die Todesfälle die Jahre 1879 bis 1892. Die Berechnung habe ich in gebräuchlicher Weise durch Umrechnung auf gleiche Tageszahl der Monate und Reduktion auf 1200 ausgeführt; die absoluten Zahlen habe ich hier nicht mit aufgeführt, weil dieselben in den einzelnen Jahrgängen des Jahrbuches angegeben sind und so Jeder leicht die Richtigkeit meiner Rechnung kontroliren kann. Die erste Tabelle umfasst 32 663 Erkrankungen an Diphtherie und 18 201 Erkrankungen an Scharlach, die zweite Reihe 23 821 Todesfälle an Diphtherie und 6178 Todesfälle an Scharlach. Die Grösse der Zahlen ist demnach nicht zu beanstanden.

Erkrankungen an Diphtherie und Scharlach 1885—1890.

	Diphtherie	Scharlach
Januar	104,4	98,2
Februar	98,9	83,5
März	94,4	80,8
April	92,8	75,7
Mai	91,6	81,3
Juni	92,4	82,3
Juli	72,9	81,2
August	82,9	97,8
September	115,5	138,7
Oktober	122,9	143,0
November	125,2	134,3
December	106,1	103,2
	1200,0	1200,0

Während also für Scharlach der August höher als der Februar, April der mildeste Monat ist und die Herbstmonate die grösste Höhe zeigen, also eine Unregelmässigkeit eintritt, die auf die Jahreszeiten unmöglich zu beziehen ist, finden wir für Diphtherie den deutlichen Einfluss der Sommermonate auf den Niedergang, der Herbstmonate auf die Steigerung, wie er von allen Beobachtern festgestellt worden ist.

Hier ist noch der Einwand möglich, dass die ungenaue Anmeldung unkontrolirbare Schwankungen erzeugen kann. Doch ist an dieser Stelle das Gewicht dieses Einwandes gering genug. Denn die unterlassene Anmeldung wird sich nicht gerade auf die Sommermonate beschränkt, sondern auf alle Monate ziemlich gleichmässig vertheilt haben, so dass die Grösse der Zahlen diesen Fehler eliminirt.

Aber selbst dieser Einwand fällt weg, sobald wir die Vertheilung der Sterbezahlen betrachten.

Todesfälle an Diphtherie und Scharlach 1879—1892.

	Diphtherie	Scharlach
Januar	113,4	92,3
Februar	104,7	76,9
März	102,4	74,9
April	94,4	82,4
Mai	85,8	84,8
Juni	82,7	87,7
Juli	70,9	103,3
August	70,8	97,3
September	98,3	119,3
Oktober	122,6	148,8
November	128,4	130,7
December	125,6	101,6
	1200,0	1200,0

Eine grössere Gesetzmässigkeit als die im Verlauf der Diphtherietodesfälle nach Jahreszeiten könnte auch ein Skeptiker nicht beanspruchen, und auch die Schwankungen sind gross genug, um als wesentlich zu gelten.

Als Beispiel führe ich die Schwankungen der Gesammtmortalität für Berlin im Jahre 1885 an, wie sie das Jahrbuch für 1885 auf Seite 43 giebt.

Januar	96,5
Februar	97,3
März	94,1
April	96,4
Mai	95,1
Juni	122,7
Juli	148,0
August	100,1
September	84,6
Oktober	85,7
November	90,0
December	89,3
	1200,0

Die Schwankungen sind hier nicht grösser, bis auf einen Monat sogar kleiner, als für die Diphtherietodesfälle, und doch zweifelt kein Statistiker daran, dass sie das Bestehen einer ganz bestimmten Ursache darthun, nämlich die erhöhte Sterblichkeit der Säuglinge im Sommer.

Im Gegensatz zu diesem regelmässigen Verlauf steht die gänzliche Unabhängigkeit der Schwankungen des Scharlachs von den Jahreszeiten. Während der September bis November die höchsten Werthe zeigen, finden sich die niedrigsten im Februar bis April und eine Zahl über den Durchschnitt gerade im Juli. Eben der Vergleich mit Scharlach widerlegt auch einen Versuch, die geringe Sterblichkeit an Diphtherie im Hochsommer durch die Reisezeit erklären zu wollen, die eine ganz beträchtliche Zahl von Kindern von Berlin entfernt. Denn dann müsste die gleiche Erscheinung auch für Scharlach hervortreten.

Es ist also auch der zweite Einwand von Flügge gegen den wesentlichen Einfluss der Jahreszeiten auf die Verbreitung der endemischen Diphtherie durchaus hinfällig und die alte Thatsache besteht gegenüber Flügge vollständig zu Recht.

Aus dieser Erscheinung ergeben sich aber auch die Folgerungen, auf welche gerade die Ausführungen von Flügge hinweisen. Wir haben also jetzt neben dem Diphtheriekontagium ein Moment kennen gelernt, welches von wesentlichem Einfluss auf die Verbreitung der endemischen Diphtherie ist und dabei ganz unabhängig von der Beschaffenheit des Kontagiums selbst. Besonders schwerwiegend für die Wichtigkeit dieses Faktors ist noch der indirekte Beweis, dass eine Krankheit, für welche die Verbreitung durch Kontagion im Gegensatz zur Diphtherie feststeht, diesen Einfluss der Jahreszeiten nicht aufweist.

II. Gruppenfälle.

In dem bisherigen Gange der Darstellung war, im Anschluss an die üblichen epidemiologischen Untersuchungsmethoden, für die endemischen Krankheiten Diphtherie und Scharlach das Verhalten der Sterblichkeit, von Alter und Geschlecht, örtlicher Vertheilung und Einfluss der Jahreszeit untersucht worden. Es hatten sich hierbei aus der Betrachtung von Alter, Geschlecht und Sterblichkeit keine neuen Gesichtspunkte ergeben; der Einfluss der Stadtbezirke hatte sich wegen des enormen Wechsels, welchen dieselben in der Weltstadt erfahren, als ungeeignet zur Untersuchung erwiesen; und einzig und allein der Einfluss der Jahreszeiten hatte sich im Gegensatz zu der Auffassung von Flügge von wesentlichem Einfluss auf die Verbreitung der endemischen Diphtherie, dagegen als nebensächlich für die Verbreitung der Scarlatina herausgestellt. In ihren Monographien studiren noch Flügge und Feer den Einfluss der Wohnungen, wobei Flügge zu entgegengesetzten Ergebnissen kommt als Feer und z. B. auch Heubner; ferner den Einfluss der Bodenbeschaffenheit und Flügge noch besonders denjenigen der Vermögensverhältnisse; des Einflusses der Schulen wird in den Arbeiten von Feer und Flügge nur gelegentlich gedacht. Was die Bodenbeschaffenheit betrifft, so lehren die Betrachtungen von Böckh, dass ganz im Sinne von Flügge eine Beziehung derselben zur Verbreitung der Diphtherie in Berlin nicht vorhanden ist. Einen Einfluss des Wohlstandes auf die Diphtherie bestreitet Flügge im Gegensatz zu anderen Statistikern in der ausführlichen kritischen Behandlung der Litteratur, aber die Beweisführung, welche er beibringt, hat einen Angriff durch Körösy im 18. Jahrgang der Zeitschrift für Hygiene erfahren, welcher für einen solchen Zusammenhang eintritt. Flügge betont nämlich das stärkere Befallenwerden der ärmeren Bevölkerung und findet die Ursache in deren Lebensgewohnheiten, welche die Verbreitung des Kontagiums erleichtern. Körösy vertheidigt dem gegenüber die von ihm, Conrad und anderen Autoren vertretene Ansicht, nach welcher die besser situirte Bevölkerung relativ stärker von Diphtherie befallen werde. Immerhin ist diese Frage von untergeordneter Bedeutung. Die Frage von dem Einfluss der Wohnung und Schule kann ich erst der Erörterung unterziehen, nachdem vorher einige andere Gesichtspunkte besprochen sind.

Wie schon in der Einleitung ausgeführt, erschien es mir für das Studium der endemischen Diphtherie erforderlich, neue Betrachtungen beizubringen, deren Ergebniss eindeutigere Schlüsse über die Verbreitung der Krankheit gestattet als die bisher angewendeten. Ein solcher wesentlicher Punkt ist eine Vergleichung der Eigenschaften derjenigen Fälle von Diphtherie, in welchen sie gehäuft in dem gleichen Familienkreise auftritt, mit denjenigen Fällen, die nur als vereinzelte zur Beobachtung gelangen. Eine solche Vergleichung hatte ich schon in meinem Vortrage über die Kontagiosität der Diphtherie an meinem eignen kleinen Materiale mit dem Ergebniss angestellt, dass diese Fälle gehäuften Auftretens eine grössere Sterblichkeit aufweisen als die isolirt auftretenden, dass also mit zunehmender Bösartigkeit der Diphtherie die „Kontagiosität" ausgeprägter werde. Feer erwähnt diese Angabe in seiner Monographie und bemerkt zu derselben, dass seine Statistik ebenfalls viele Fälle böte, die auch so gedeutet werden könnten; wo zwei oder mehrere Fälle in einer Familie oder einem Hause gleichzeitig oder im Verlauf weniger Tage erkrankten, sei der Verlauf sehr häufig schwer oder in einem oder mehr Fällen tödtlich gewesen.

Das mir zu Gebote stehende Material von 11 000 Meldekarten von Diphtherie und Scharlach aus dem Jahre 1885 bot mir die erwünschte Gelegenheit, diese Frage an grossen Zahlen zu studiren, ohne dass in diesem Falle der grosse Mangel des Materials, die namentlich für Scharlach unvollkommene Ausübung der Meldepflicht, erheblich in's Gewicht fiel. Ich sonderte für jedes einzelne Standesamt für beide Erkrankungen diejenigen Fälle aus, in welchen in einer Familie im Verlauf des ganzen Jahres mehrfache Erkrankungen an einer dieser beiden Erkrankungen zur Meldung gelangten und verglich die Verschiedenheiten des Verlaufs dieser beiden Gruppen für jedes Standesamt und jede Krankheit. Da im Jahre 1885 in Folge des eben eingeführten polizeilichen Meldezwanges die Ausübung der Anmeldung von Diphtherie gewissenhaft geschah, so lag nach dieser Richtung eine Fehlerquelle nicht vor. Anders dagegen bei Scharlach. Hier war kein Meldezwang und es liegt die Vermuthung vor, dass ein Arzt, wenn er in einer Familie einmal einen Fall gemeldet hatte, etwaige spätere Erkrankungen, namentlich wenn es sich um nicht schulpflichtige Geschwister handelte, unterliess; im Allgemeinen aber wird sich ein grosser Theil der unterlassenen Anmeldungen in Anbetracht der grossen Zahl auf Einzelfälle und Gruppenfälle so vertheilen, dass die Fehler sich beiderseits ausgleichen. Wir dürfen also das Verhältniss von Einzel- und Gruppenfällen bei Diphtherie als richtig, bei Scharlach als nicht ganz zuverlässig, aber eher als zu niedrig gegriffen betrachten.

Diejenigen Fälle, in welchen die Gruppenerkrankung etwa in andere Familien mit verschiedenem Namen und verschiedener Wohnung hineingetragen wurde, entziehen sich für beide Krankheiten der Feststellung. Gegenstand der Untersuchung blieb nur das mehrfache Auftreten in derselben Familie.

Bei dieser Sonderung wurde keine Rücksicht auf Altersklassen genommen, es wurden also die häufigen Fälle, in welchen die mit der Pflege des erkrankten Kindes befasste Mutter sich ansteckte, selbstverständlich unter die Gruppe der Mehrerkrankungen aufgenommen, obgleich hierdurch an sich dieser letzten Gruppe eine geringere Mortalitätsziffer verschafft wurde wegen des leichteren Verlaufes der Diphtherie bei Erwachsenen.

Es war von vornherein Gegenstand der Untersuchung, nicht der Voraussetzung, ob man diese Fälle mehrfachen Auftretens als aus einander durch Kontagion entstanden aufzufassen hatte oder als Fälle, welche gemeinsam aus der gleichen Ursache ektogen entstanden seien; es musste vielmehr gerade geprüft werden, ob und in welcher Ausdehnung diese beiden Momente an der Entstehung der mehrfachen Fälle betheiligt seien. Es wäre daher eine petitio principii gewesen, wenn ich diese Fälle entweder als Fälle von Ansteckung oder als

Fälle von Herdbildung bezeichnet hätte. Um nichts vorweg zu nehmen, habe ich zur Bezeichnung derselben den ganz indifferenten Namen der Gruppenfälle gewählt.

Die erste und wesentlichste Verschiedenheit dieser Gruppenfälle bei Diphtherie im Gegensatz zu den isolirten Fällen von Diphtherie und den Gruppenfällen bei Scharlach ergab sich in Bezug auf die Mortalität, wie die folgende, nach Standesämtern eingetheilte Tabelle beweist:

Diphtherie.

Standesamt	Gesammtzahl	Todesfälle	%	Gruppenfälle	Todesfälle	%	Einzelfälle	Todesfälle	%
I.	222	39	17,5	52	12	23,1	170	27	15,8
II.	313	74	23,6	73	25	34,3	240	49	20,5
III.	566	112	19,8	166	52	31,3	400	60	15
IV.	504	115	22,8	116	40	34,5	388	75	19,3
V.	677	202	29,8	151	53	34,7	526	149	28,3
VI.	705	148	20,9	170	45	26,5	535	103	19,2
VII.	1384	306	22,1	388	109	27,1	996	197	18,8
VIII.	423	109	25,7	112	24	21,4	311	85	27,3
IX.	297	66	22,2	36	9	25,0	261	57	21,8
X.	745	165	22,1	155	42	27,1	590	123	20,8
XI.	535	134	25,04	131	39	29,8	404	95	23,5
XII.	370	80	21,6	78	19	24,3	292	61	20,8
XIII.	745	165	21,9	140	30	21,4	605	135	22,3
Summe	7486[1])	1715	22,9	1768	499	28,2	5718	1216	21,3

Die Gruppenfälle betragen daher nur 23,6% aller gemeldeten Fälle, die Einzelfälle dagegen 77,4%. Die Mortalität der Gruppenfälle, unter welchen sich zahlreiche Erwachsene befinden, beträgt 28,2, diejenige der Einzelfälle dagegen nur 21,3, die Gesammtmortalität 22,9; die Differenz von 6,9 % ist nicht etwa das Ergebniss zufälliger Schwankungen, sondern es besteht für 11 von 13 Standesämtern ein gleichnamiger, mehr oder weniger grosser Unterschied.

Ganz anders ist das Verhältniss für Scharlach, wie die folgende Tabelle ergiebt.

---

[1]) Die kleine Differenz in den Zahlen erklärt sich daraus, dass für eine geringe Zahl von Fällen die Angabe des Standesamtes fehlt.

Standesamt	Gesammtzahl	Todesfälle	%	Gruppenfälle	Todesfälle	%	Einzelfälle	Todesfälle	%
I.	131	11	8,4	96	9	9,4	35	2	5,8
II.	144	0	0	49	0	0	95	0	0
III.	176	15	8,5	69	7	10,2	107	8	7,5
IV.	228	27	11,8	86	8	9,3	142	19	13,4
V.	247	54	21,8	90	18	20,0	157	36	22,9
VI.	237	29	12,4	70	10	14,3	167	19	11,4
VII.	430	54	12,5	180	23	12,8	250	31	12,4
VIII.	194	39	20,1	59	8	13,5	135	31	24,4
IX.	123	9	7,3	56	4	7,1	67	5	7,4
X.	382	42	10,9	156	19	12,2	226	23	10,2
XI.	275	29	10,5	103	17	16,5	172	12	6,9
XII.	223	23	10,3	110	14	12,8	113	9	7,9
XIII.	204	30	14,7	74	15	20,3	130	15	11,5
Summe	2994	362	12,1	1198	152	12,7	1796	210	11,7

Die Gruppenfälle betragen hier genau 40% der Gesammtzahl, die Einzelfälle also 60%. Eine Gesetzmässigkeit des Verhältnisses der Mortalität zwischen Gruppen- und Einzelfällen fehlt durchaus; ganz willkürlich zeigen sich grosse Unterschiede, bald auf der einen, bald auf der anderen Seite, welche sich im Endergebniss so vollkommen ausgleichen, dass die geringe Differenz in das Bereich der zu erwartenden Fehler fällt. Der Unterschied beider Gruppen der Diphtherie in Bezug auf die Mortalität ist aber als ein wesentliches Kennzeichen zu betrachten; denn erstens wird er herabgesetzt durch die Zahl der Erwachsenen; wie die Alterstabelle zeigt, handelt es sich bei den im Alter von 25—40 Jahren Erkrankten fast immer um Angehörige des weiblichen Geschlechts, die, wie die Meldekarten zeigen, meist bei der Pflege Diphtheriekranker ihr Leiden sich zuzogen, fast stets genasen und von mir den Gruppenfällen zugezählt sind. Andererseits sind unter der Zahl der Einzelfälle viele schwer oder tödtlich verlaufene gewesen, die schon deshalb nicht zu Gruppenfällen werden konnten, weil es sich um einzige Kinder handelte. Zweitens ist der Unterschied kein zufälliger, sondern ein auch durch die kleineren Gruppen regelmässig durchgehender. Schliesslich aber ist die Differenz der Mortalität eine ganz beträchtliche; sie beträgt zwar nur 7% der Zahl der Erkrankten, aber 23%, wenn man sie auf die Zahl der insgesammt Gestorbenen bezieht, und während die Zahl der erkrankten Gruppenfälle nur 23,6% der Gesammtzahl der Erkrankungen beträgt, ist ihr Antheil an der Gesammtsterblichkeit 29,7%. Bei Scharlach ist von alledem nicht die Rede, der Verlauf zeigt keine Abweichung im Verhalten, ob es sich um Einzel- oder um Gruppenfälle handelt.

Es liegen hier also zwei neue, durchaus einwandsfrei bewiesene, wichtige Thatsachen zur Epidemiologie der endemischen Diphtherie vor. Erstens nämlich zeigt die Erkrankung, wenn sie in Gruppen auftritt, eine beträchtlich höhere Mortalität, als wenn sie in Einzelfällen auftritt, ein Verhalten, welches bei Scharlach nicht vorhanden ist. Zweitens aber hat die Diphtherie in viel geringerem Grade die Eigenschaft zum gruppenhaften Auftreten, als dies beim Scharlach sich zeigt. Da für jeden Lehrsatz auch die verneinende Umkehr unbedingt richtig ist, so darf der erste Satz auch so gefasst werden, dass leichtere Fälle der Diphtherie eine geringere Neigung zur Gruppenbildung haben als schwerere.

Die bisherige Betrachtung hat noch nichts über die Ursachen dieser Gruppenbildung ergeben. Das vorhandene Material erfordert eine Prüfung nach zwei Richtungen, nämlich ob im Verlauf und in der Dauer der Erkrankung Unterschiede gegenüber den Einzelfällen hervertreten und zweitens, ob der Zeitraum, welcher zwischen den Einzelerkrankungen einer Gruppe liegt, Anlass zu Schlüssen gewährt. Die Beantwortung der ersten Frage scheitert wieder einmal an der Ungenauigkeit des Materials. Der Anfang der Erkrankung ist meistens ungenau oder gar nicht angegeben; Angaben über das Ende der Erkrankung fehlen für die genesenen Fälle gänzlich und sind nur für den Fall des Todes durch dessen Eintritt gegeben. Im Allgemeinen findet sich bei den tödtlich endenden Gruppenfällen sehr häufig eine kurze Dauer der Krankheit von 3—5 Tagen: indess sind auch die Fälle späten Todes nicht vereinzelt und hier fehlt jede Angabe, wodurch derselbe schliesslich herbeigeführt wurde. Vor Allem aber giebt es keine Möglichkeit eines zahlenmässigen Vergleiches mit der Dauer der Krankheit in den Einzelfällen, bei welchen ebenfalls in einem grossen Bruchtheil der Tod in den ersten Tagen erfolgte. Wenn ich indess auf meine eigenen, naturgemäss nicht sehr umfangreichen

Beobachtungen am Krankenbett zurückgreife, so bin ich zur Annahme auch eines klinischen Unterschiedes zwischen beiden Formen geneigt, der recht häufig hervortritt. Die ersten Gruppenfälle zeichnen sich oft durch schwere Allgemeinerscheinungen, starke entzündliche Vorgänge am Ort der Affektion, frühzeitige Betheiligung des Nasenrachenraumes und starke Drüsenschwellung aus. Im Falle der Genesung folgen oft schwere Lähmungserscheinungen. Einen solchen Fall erlebte ich erst vor einigen Wochen, in welchem ich trotz möglichst streng durchgeführter Isolirung vom ersten Tage an die Gefahr für die Geschwister betonte; thatsächlich ist die zuerst Erkrankte, ein fünfjähriges Mädchen, wenige Tage nach der Tracheotomie gestorben; sechs Tage nach dem Beginn ihrer Erkrankung wurden zwei ältere Brüder von der Krankheit gleichzeitig befallen und haben vorläufig Aussicht auf Genesung. Im Verlauf dieser Gruppenfälle sind alle Möglichkeiten vertreten, sei es, dass der erste Fall erliegt und die späteren alle oder theilweise genesen, sei es umgekehrt, dass erst von den später Erkrankten einer oder mehrere zu Grunde gehen. Leider erlebt man nicht selten auch den traurigen Fall, dass drei oder mehr Geschwister in wenigen Tagen dahingerafft werden.

Es wäre eine dankenswerthe Aufgabe, an einem grösseren Beobachtungsmaterial nur klinisch und bakteriologisch das verschiedene Verhalten beider Gruppen zu studiren.

Ergebnissreicher ist der Aufschluss über den Zeitraum, welcher zwischen der ersten und den folgenden Erkrankungen liegt.

Was zunächst dieses Verhalten bei Scharlach betrifft, so folgt in den allermeisten Fällen die Erkrankung der späteren Fälle wenige Tage nach der Ersterkrankung. Von 44 Fällen, über welche ich aus einem Standesamt genauere Notizen machte, fielen 30 auf die ersten 5 Tage, 36 auf die erste Woche. In einigen Fällen zog sich der Zwischenraum zwischen erster und zweiter Erkrankung bis in die zweite oder dritte Woche hin; hier handelte es sich wahrscheinlich um Fälle, in welchen die anfangs strengere Isolirung nachlässiger geübt wurde. Unter sämmtlichen 1200 Gruppenfällen konnte ich aber nur den einen einzigen Fall von folgendem Verhalten herausfinden:

Marie L. am 9/5. erkrankt gemeldet.

Martha L., jüngere Schwester, erkrankt im September und stirbt in derselben Wohnung am 2/X. an Scharlach.

Es sind solche Fälle auch in der Litteratur verzeichnet und ich selbst habe vor einer Reihe von Jahren einen gleichen erlebt. Im Oktober 1886 behandelte ich ein 5jähriges Mädchen an einem mittelschweren Scharlach; Mitte März 1887 wurde des Umzugs wegen die ganze Wohnung und viel alter Hausrath aufgerührt und wenige Tage später erkrankte eine vierjährige Schwester in der neuen Wohnung an leichter Scarlatina. Im Allgemeinen aber gilt für Scharlach die alte Erfahrungsthatsache, die auch aus meinen Zählkarten so eindeutig hervorging, dass ich sie nicht besonders zahlenmässig verfolgte: ist in eine Familie Scharlach eingeschleppt, so tritt die Erkrankung der Geschwister fast regelmässig wenige (2—5) Tage später ein. Die Inkubation von Scharlach beträgt höchstens Tage, wie anderweitig festgestellt; die Infektion mit Scharlach also tritt, wo eine Disposition für dieselbe vorhanden, mit wenigen Ausnahmen sofort nach der Berührung mit dem Kontagium ein.

Ganz principiell verschieden ist das Verhalten der Diphtherie.

Bei der Wichtigkeit der Frage gebe ich die Uebersicht der Gruppenfälle aus den zwei Standesämtern IV und V in tabellarischer Form.

I. Fälle mit kurzer Inkubation.

Name	Alter	Tag d. Anmeld.	Ausgang (0 Genes., † todt)	Name	Alter	Tag d. Anmeld.	Ausgang (0 Genes., † todt)
1. K. B.	8	29. 11.	0	5. Paul Da.	3	10. 5.	†
M. B.	6	29. 11.	0	Frida Da.	$1^3/_4$	13. 5.	†
2. Emma D.	12	20. 5.	†	6. Walter De.	4	7. 7.	0
Willy D.	2	20. 5.	†	Willy D.	6	9. 7.	0
Paul D.	3	22. 5.	†	Therese D.	13	9. 7.	0
Otto D.	2	26. 5.	†	Aug. D.	3	19. 7.	0
Emil D.	6	28. 5.	†	Marie D.	5	22. 7.	0
3. Martha B.	8	24. 7.	0	7. Otto Do.	$1^3/_4$	27. 12.	0
Willy B.	$5^1/_2$	28. 7.	0	Helene D.	$10^1/_2$	27. 12.	0
4. Ida B.	4	3. 2.	0	8. Elise E.	7	9. 12.	†
Wilh. B.	6	4. 2.	0	Grete E.	1	14. 12.	†

	Name	Alter	Tag d. Anmeld.	Ausgang (0 Genes., † todt)
9.	Gertrud F.	7	29. 1.	†
	Elise F.	2	7. 2.	†
10.	Arthur G.	7	15. 1.	0
	Else G.	$1^1/_4$	22. 1.	†
11.	Anna G.	2	28. 3.	†
	Elise G.	$4^3/_4$	2. 4.	0
12.	Fritz H.	7	20. 8.	0
	Richard H.	5	20. 8.	0
13.	Paul H.	$3^1/_2$	18. 10.	†
	? H.	5	23. 10.	0
14.	Max H.	4	26. 8.	0
	? H.	5	28. 8.	0
15.	Otto H.	14	7. 12.	0
	Wilh. H.	5	7. 12.	0
16.	Elise J.	4	5. 1.	†
	Georg J.	$8^1/_2$	8. 1.	†
	Marg. J.	9	11. 1.	0
	Helene J.	5	12. 1.	†
	Ernst J.	6	8. 2.	0
17.	Johanna J.	9	7. 11.	†
	Wilh. J.	3	7. 11.	†
18.	Klara K.	8	13. 3.	†
	Emma K.	5	20. 3.	0
19.	Willy K.	3	29. 5.	†
	Carl K.	6	6. 6.	0
20.	Willy L.	$4^1/_2$	23. 3.	0
	Anna L.	$2^1/_2$	23. 3.	†
	Paul L.	1	23. 3.	0
21.	Else L.	2	29. 9.	0
	Paul L.	5	4. 10.	†
22.	Max M.	1	12. 10.	0
	Willy M.	$5^3/_4$	13. 10.	0
23.	Marie O.	8	22. 6.	0
	Anna O.	6	23. 6.	0
24.	Hedwig O.	11	2. 4.	0
	Julius O.	1	5. 4.	0
	? O.	5	5. 4.	0
25.	Helene P.	$2^1/_2$	22. 4.	0
	Ernst P.	$4^1/_2$	22. 4.	0
26.	Gottfr. P.	4	10. 8.	0
	Olga P.	12	12. 8.	0
27.	Elise R.	3	27. 10.	†
	Helene R.	5	27. 10.	†
28.	Irmgart R.	5	5. 2.	0
	Hedwig R.	1	8. 2.	†
29.	Bertha R.	2	10. 3.	0
	Ida R.	5	16. 3.	0
30.	Wilh. W.	4	26. 2.	0
	Elisab. W.	3	26. 2.	0
31.	Bertha W.	3	16. 11.	0
	Paul W.	2	16. 11.	0
32.	Arthur W.	7	17. 6.	†
	Adolf W.	$2^1/_2$	17. 6.	0
33.	Robert Z.	2	24. 10.	†
	Bertha Z.	4	24. 10.	†
34.	Pauline S.	2	18. 1.	†
	Charlotte S.	4	21. 1.	†
35.	Martha S.	7	9. 10.	0
	Anna S.	5	9. 10.	0
	Gustav S.	4	9. 10.	†
36.	Arthur S.	6	24. 10.	0
	Gertrud S.	5	28. 10.	0
37.	Erna S.	7	24. 3.	†
	Max S.	2	26. 3.	0
38.	Max S.	2	20. 11.	†
	Theodor S.	$^1/_2$	22. 11.	†
39.	Anna S.	8	16. 1.	†
	Max S.	10	22. 1.	†
40.	Clara S.	3	11. 2.	†
	Anna S.	15	15. 2.	0
	Elise S.	3	16. 2.	0
	Gertrud S.	12	16. 2.	0
41.	Anna S.	4	24. 4.	0
	Elise S.	2	24. 4.	0
42.	Hugo C.	2	28. 6.	0
	Anna C.	3	28. 6.	0
43.	August E.	4	2. 8.	†
	Luise E.	6	2. 8.	0
	Carl E.	12	3. 8.	0
44.	Elise F.	12	12. 12.	0
	? F.	9	18. 12.	0
45.	Willy F.	8	22. 7.	0

	Name	Alter	Tag d. Anmeld.	Ausgang (0 Genes., † todt)
45.	Max F.	4	22. 7.	0
	Marie F.	1½	22. 7.	0
46.	Martha H.	5	4. 4.	†
	Max H.	3	11. 4.	†
	Willy H.	1½	12. 4.	0
	Paul H.	7	12. 4.	0
47.	Clara H.	9	23. 3.	0
	Agnes H.	4	27. 3.	†
48.	? L.	8	9. 3.	†
	Selma L.	17	15. 3.	0
49.	Fritz M.	16	1. 4.	0
	Otto M.	7	7. 4.	0
50.	Adolf M.	9	21. 9.	0
	Vally M.	10	21. 9.	0
51.	Herm. O.	5	18. 7.	0

	Name	Alter	Tag d. Anmeld.	Ausgang (0 Genes., † todt)
51.	Alfred O.	7	20. 7.	0
52.	Martha P.	3	15. 6.	0
	Ewald P.	6	15. 6.	0
53.	Carl P.	9	7. 2.	†
	Herm. P.	6	12. 2.	†
54.	Trude R.	8	19. 9.	0
	Wanda R.	9	21. 9.	0
55.	Frida S.	2¾	11. 12.	†
	Arthur S.	3½	17. 12.	†
56.	Georg T.	3	29. 11.	†
	Reinh. T.	2	4. 12.	†
57.	Ernst W.	6	24. 10.	†
	Elise W.	1½	28. 10.	†
	Marg. W.	13	27. 10.	†
	Hedw. W.	10	5. 11.	0

II. Fälle mit mittlerer Inkubation von mehr als einer Woche.

	Name	Alter	Tag d. Anmeld.	Ausgang
1.	Susanne B.	2¾	5. 3.	0
	Kat. B.	6	13. 3.	0
2.	Richard B.	7	27. 8.	0
	Bertha B.	3	14. 9.	0
3.	Anna D.	8	22. 11.	0
	Wilh. D.	3	13. 12.	0
	Herm. D.	6	13. 12.	†
4.	Anna H.	4	6. 5.	†
	Richard H.	2	18. 5.	0
5.	Helene L.	7	20. 8.	0
	Marie L.	8	31. 8.	0
6.	Bertha M.	30	11. 10.	0
	Max M.	4	21. 10.	0
7.	Gertrud M.	5	9. 11.	0
	Else M.	7	15. 11.	0
	Carl M.	2	17. 11.	0
8.	Luise M.	10	18. 1.	†
	Caroline M.	1¾	7. 2.	†
9.	Richard P.	5	5. 10.	0
	Arthur P.	8	15. 10.	0
10.	Marie P.	5	10. 12.	0
	Elisab. P.	9	19. 12.	†
11.	Charl. R.	9	17. 4.	0
	Ernst R.	5	29. 4.	†

	Name	Alter	Tag d. Anmeld.	Ausgang
11.	Elise R.	11	12. 5.	0
12.	Bertha W.	9	17. 3.	0
	Paul W.	8	6. 4.	0
13.	Marie W.	5	11. 5.	†
	Alfred W.	1	29. 5.	0
14.	Gertrud Z.	4	30. 1.	0
	Käthe Z.	3	25. 2.	†
15.	Marie S.	8	1. 6.	†
	Paul S.	1	11. 6.	0
16.	Walter A.	4	9. 4.	0
	Georg A.	2½	27. 4.	†
17.	Elise A.	7	21. 11.	0
	? A.	¾	30. 11.	0
18.	Herm. A.	?	13. 6.	0
	Paul A.	?	21. 6.	0
19.	Frida B.	13	19. 5.	0
	Gertrud B.	10	27. 5.	0
20.	Frida B.	4	21. 9.	†
	Anna B.	6	4. 10.	0
21.	Jenny D.	5	25. 3.	0
	Richard D.	4	30. 3.	0
	Frida D.	7	19. 4.	0
	Martha D.	3	19. 4.	†
	Paul D.	1½	12. 5.	0

Name	Alter	Tag d. Anmeld.	Ausgang (0 Genes., † todt)
22. Elise F.	9	17. 9.	0
Erwin F.	3	27. 9.	0
Georg F.	6	28. 9.	0
Helene F.	7	29. 9.	0
23. Ida H.	7	17. 11.	0
Ferd. H.	9	17. 11.	0
Richard H.	4	29. 11.	0
24. Helene K.	$4\frac{1}{2}$	18. 2.	†
Georg K.	$6\frac{1}{2}$	9. 3.	0
25. Marie K.	9	12. 4.	0
Max K.	4	5. 5.	†
Ernst K.	6	6. 5.	0
Charl. K.	2	22. 5.	†
26. Hedwig L.	13	18. 10.	0
Frida L.	3	12. 11.	†
27. Anna O.	8	11. 10.	0
27. Max O.	10	11. 10.	†
Rosa O.	4	31. 10.	0
28. Gertrud P.	5	15. 11.	†
Bruno P.	8	28. 11.	0
29. Liesb. R.	11	1. 6.	0
Otto R.	15	9. 6.	0
30. Emil S.	5	27. 9.	0
Alfred S.	$\frac{1}{2}$	30. 10.	†
Hedwig S.	2	3. 11.	†
31. Alwine V.	9	9. 3.	0
Hedwig V.	$\frac{1}{4}$	7. 4.	†
32. Paul Z.	9	22. 11.	0
Käthe Z.	5	6. 12.	0
33. Conrad Z.	9	22. 9.	0
Franz Z.	5	1. 10.	†

III. Fälle mit mehrwöchentlicher bis mehrmonatlicher Inkubation.

Name	Alter	Tag d. Anmeld.	Ausgang
1. Fritz G.	9	15. 5.	0
Paul G.	10	17. 10.	0
2. Wanda H.	$3\frac{1}{2}$	8. 5.	0
Elsbeth H.	2	30. 12.	0
3. Fritz M.	7	26. 8.	0
Toni M.	$\frac{3}{4}$	20. 9.	0
Lotte M.	$\frac{3}{4}$	20. 9.	0
4. Franz T.	4	5. 6.	†
Wilh. T.	1	29. 9.	0
? T.	$2\frac{1}{2}$	1. 10.	0
5. Marie A.	$3\frac{1}{2}$	2. 3.	†
Nikita A.	2	20. 6.	†
6. Anna A.	7	17. 4.	0
Helene A.	3	21. 11.	0
Robert A.	$1\frac{1}{4}$	22. 11.	0
6. Hedwig A.	9	22. 11.	†
7. Paul H.	17	19. 10.	†
Erna H.	4	26. 10.	0
Grethe H.	20	14. 12.	0
Ernst H.	7	14. 12.	0
Liese H.	6	14. 12.	0
Reinh. H.	2	14. 12.	0
8. Marie R.	8	21. 3.	0
Ernst R.	6	6. 7.	0
9. Helene R.	10	10. 1.	0
Wanda R.	8	9. 7.	0
10. Erna S.	$5\frac{3}{4}$	14. 10.	†
Reinh. S.	4	12. 12.	†
11. Eduard W.	7	25. 2.	0
Rea W.	4	8. 4.	0

Des Interesses wegen, welches gerade diese Fälle erwecken müssen, füge ich einige ähnliche, die ich anderen Standesämtern entnommen habe, noch hinzu:

Name	Alter	Tag d. Anmeld.	Ausgang
12. Frau Th.	42	4. 4.	0
Else Th.	19	7. 4.	0
Julius Th.		17. 10.	0
12. Grethe Th.		17. 10.	
Elise Th.		17. 10.	
Marie Th.		17. 10.	

	Name	Alter	Tag d. Anmeld.	Ausgang (0 Genes., † todt)		Name	Alter	Tag d. Anmeld.	Ausgang (0 Genes., † todt)
13.	Else St.		19. 5.	0	30.	Oscar B.	5	3. 8.	†
	Auguste St.		22. 8.	†	31.	Willy W.	4	21. 6.	†
14.	Else S.	7	7. 2.	†		Max W.	6	13. 7.	0
	Luise S.	2	22. 11.	†	32.	Gertr. K.	13	31. 1.	0
15.	? S.	13	2. 1.	0		Max K.	8	9. 8.	0
	Fritz S.	4	26. 3.	†	33.	Georg T.	13	19. 4.	0
16.	K. a)		23. 1.	†		Anna T.	15	2. 6.	0
	b)		18. 2.	0		Anna T.	15	24. 10.	0
	c)		28. 2.	0	34.	Georg K.	5	10. 3.	0
17.	H. a)		20. 3.	0		Herm. K.	8	31. 5.	0
	b)		8. 5.	0	35.	Arthur K.	8	18. 11.	0
18.	G. a)		30. 1.	0		Max K.	6	26. 12.	†
	b)		28. 2.	†		Theodor K.	4	29. 12.	0
19.	G. a)		11. 3.	†	36.	Selma L.	9	2. 4.	0
	b)		28. 5.	0		Bruno L.	3	2. 4.	†
20.	G. a)		1. 5.	0		Richard L.		12. 7.	0
	b)		17. 10.	0	37.	Gertrud B.	3½	2. 3.	0
21.	K. a)	8	21. 6.	0		Wilh. B.	10¾	18. 5.	0
	b)	2½	14. 11.	0	38.	? B.	3½	18. 9.	†
22.	B. a)		26. 2.	0		Ernst B.	6	17. 10.	0
	b)		6. 8.	0	39.	Wilh. H.	8	5. 1.	†
23.	Georg Kl.	2½	14. 9.	0		Carl H.	1	17. 2.	†
	Oskar Kl.	5	15. 9.	0	40.	Herm. N.	6	21. 5.	†
	Max Kl.	7	22. 11.	0		Frau N.	39	19. 12.	0
	Fritz Kl.	8	11. 12.	0	41.	Paul R.	7	21. 7.	0
24.	Franz K.	8	13. 10.	0		Bruno R.	4	27. 7.	0
	Arthur K.	3	4. 11.	†		Elise R.	10	10. 8.	0
25.	Kind S.	1¼	20. 3.	†		Anna R.	8	17. 8.	0
	Mutter S.	39	4. 8.	0	42.	Hedwig V.	5	18. 10.	0
26.	Kind R.	9	6. 6.	0		Helene V.	7	2. 12.	†
	Kind R.	5	15. 11.	†	43.	Luise W.	6	20. 4.	0
27.	Kind P.	4	4. 1.	†		Martha W.	9	12. 9.	0
	Kind P.	6	25. 4.	0	44.	Ernst S.	9	12. 9.	0
28.	Clara S.	9	1. 9.	0		Paul S.	5	6. 12.	0
	Luise S.	4	3. 12.	0	45.	Anna F.	6	10. 4.	0
29.	Frida K.	7	6. 2.	0		Gertrud F.	4	5. 12.	0
	Hedwig K.	9	8. 2.	0	46.	Carl G.	6	12. 4.	0
	Lina K.	42	14. 4.	0		Gertrud G.	5	14. 6.	0
	Hartw. K.	10	28. 4.	0	47.	Rudolf B.	8	10. 4.	0
	Hildeg. K.	3½	16. 5.	0		Anna B.	5	9. 10.	0
30.	Elise B.	6	5. 6.	0	48.	Frida K.	5	21. 3.	0

	Name	Alter	Tag d. Anmeld.	Ausgang (0 Genes., † todt)		Name	Alter	Tag d. Anmeld.	Ausgang (0 Genes., † todt)
48.	Frida K.	5	20. 6.	0	51.	Frida S.	2	10. 1.	†
	Anna K.	13	14. 10.	0		Albert S.	3	21. 2.	†
49.	Lydia M.	12	25. 1.	†	52.	Rudolf J.	4	2. 3.	†
	Friedr. M.	9	13. 10.	0		Max J.	7	12. 4.	0
50.	? H.	11	12. 3.	0	53.	Marg. K.	7	24. 2.	0
	Marg. H.	$1^3/_4$	30. 4.	†		Wanda K.	12	17. 10.	0
	Max H.	$^3/_4$	28. 10.	†					

Wir haben also nach diesen Tabellen drei ganz verschiedene Formen der Intervalle zwischen dem ersten und den folgenden Fällen zu unterscheiden. Dies Ergebniss, welches in Anbetracht seiner Bedeutung für die Epidemiologie der Diphtherie nicht genügend gewürdigt worden ist, ist selbstverständlich nicht ganz neu. So sagt auch Feer auf Seite 78 seiner oft citirten Monographie in gesperrtem Druck: „Es erkrankt ein Individuum; gleichzeitig, im Verlauf weniger (3—7) Tage, oder am nämlichen Tage (was besonders bei schweren und tödtlichen Fällen zutrifft), erkranken noch ein bis zwei Kinder der gleichen Familie oder des gleichen Hauses. Häufig ist aber ein Fall in einem Hause vereinzelt; nach 4—8 Wochen, nach Monaten oder im nächsten Jahre folgen weitere Fälle nach in gleichen oder anderen Familien des betreffenden Hauses.“ Es erklärt sich daher, warum über die sogenannte Inkubationszeit der Diphtherie die Angaben so sehr verschieden sind. Bei echten kontagiösen Krankheiten ist die Feststellung derselben mit mathematischer Sicherheit möglich; Pocken, Varicellen, Stickhusten, Masern, Scharlach zeigen gesetzmässige Verhältnisse; die endemische Diphtherie dagegen verhält sich eben ganz anders.

Die erste Gruppe der Fälle umfasst die Zahl derjenigen Erkrankungen an Diphtherie, in welchen die Sekundärerkrankungen auf die erste Erkrankung unmittelbar oder spätestens nach einer Woche folgten. Zu dieser Gruppe gehören zwei ätiologisch auseinander zu haltende Reihen von Fällen. In der ersten Reihe, in welcher mehrere Kinder gleichzeitig oder kurz nacheinander befallen werden, handelt es sich um den explosionsartigen Ausbruch der Seuche, welche nahezu gleichzeitig und aus derselben Quelle eine Anzahl von Familienmitgliedern befällt; es liegt gar kein Grund vor, hier einen Fall je aus dem andern herzuleiten, vielmehr sind alle Fälle auf die gleiche Ursache zurückzuführen. Diese Fälle zeichnen sich meist durch ihre Schwere aus. Beispiele aus Gruppe I finden sich unter No. 17, 27, 32, 33, 35, 38, 43. Ein lehrreiches Beispiel giebt auch die Aufsehen erregende Erkrankung mehrerer erwachsener Theilnehmer eines Festmahles in einem Berliner grossen Gasthaus aus dem Jahre 1894 ab, bei welchem einige Gäste und ein Kellner der Krankheit erlagen. Man hat damals die gleichzeitige Erkrankung auf Kontagion durch das kurz vorher erkrankte und schliesslich gestorbene Kind des Wirths zurückgeführt; aber es wäre auch möglich, dass allen Fällen eine gemeinsame Quelle zu Grunde lag. Eine andere beträchtlich grosse Zahl aus der Gruppe I und II ist gar nicht anders zu erklären, als durch direkte Kontagion vom ersten Falle aus. Eine andere Deutung würde den Thatsachen Gewalt anthun; in einigen Fällen ist die Kontagion direkt erweislich, und auch die klinische Beobachtung unterstützt diese Auffassung für das Zustandekommen der sekundären Fälle. Ob der zwischen beiden Reihen liegende Zeitraum nur 2 Tage oder 2 Wochen betrug, das wird im Wesentlichen auf die äusseren Umstände des der Ansteckung Ausgesetzten ankommen. Die Inkubation selbst dürfte, sobald einmal das Kontagium haftet, nur kurz sein und höchstens 2 bis 3 Tage betragen, wie aus sonstigen Beobachtungen sicher hervorgeht; und wo der Zwischenraum ein grösserer war, waren bis zur Uebertragung eben einige Tage vergangen.

Aber was vermittelt die Kontagion? Die Schule sagt, dass es der Löffler'sche Bacillus allein ist. Diejenigen Krankheitsprodukte, welche von dem Kranken nach aussen befördert werden, sind ja nahezu mit Sicherheit als die Vermittler der Ansteckung anzusehen, wie die direkte Uebertragung namentlich auf Aerzte lehrt, deren schon in der Einleitung gedacht war. Und diese Substanzen enthalten unter anderen Körpern auch regelmässig den Löffler'schen Bacillus in seiner vollvirulenten Form. Eben derselbe Bacillus findet sich auch bei den Sekundärerkrankungen regelmässig. Es wäre daher an sich möglich, dass die Uebertragung des Bacillus allein die Kontagion vermittele, und diese Möglichkeit stützt sich vorzugsweise auf die Analogie der Thierversuche mit anderen Bakterienarten, deren alleinige Uebertragung auf disponirte Gewebe den Krankheitsvorgang auslöst. Nun verhält sich aber der Löffler-sche Bacillus zur gesunden Schleimhaut des Menschen nicht wie der Milzbrandbacillus zur Bindegewebswunde des Meerschweinchens; er findet sich in seiner vollvirulenten Form auch auf der Schleimhaut ganz gesunder Menschen. Zudem ist nicht einmal der Impfmilzbrand der Meerschweinchen kontagiös. Ferner erfahren wir aus der Betrachtung der Gruppenfälle, dass leichtere Fälle von Diphtherie eine geringere Neigung zur Kontagion haben als schwerere; ein Unterschied, der wiederum nicht in dem Verhalten des Löffler'schen Bacillus allein seinen Grund haben kann; denn wir wissen aus den Untersuchungen von Bernheim-Escherich, dass die vollvirulente Form dieses Bacillus sich ganz unabhängig von der Schwere der Erkrankung findet. Da es sich hier nicht darum handelt, in den Streit um den Löffler'schen Bacillus einzutreten, so dürften diese Bemerkungen genügen, um zu beweisen, dass die Frage nach dem Mechanismus der echten Kontagion, deren Bestehen wir für einen grossen Theil der Gruppenfälle anzunehmen genöthigt sind, noch in den allerersten Anfängen der Aufklärung steht und viel komplicirter ist, als dass sie durch die einfache Annahme der Ueberpflanzung des Bacillus von einem Individuum auf das andere ihre vollständige Aufklärung fände.

Von der zweiten Gruppe dürfte ebenfalls ein beträchtlicher Theil der Fälle in das Bereich der echten Kontagion durch Uebertragung von Krankheitsprodukten gehören, welche nur durch äussere Umstände eine Verzögerung erlitten hat.

Ein Theil der Gruppe II aber und die ganze Gruppe III lässt nur die eine Erklärung zu, dass hier der Ansteckungsheerd, um auf einen Ausdruck von Pettenkofer zurückzugreifen, ektogenen Ursprungs ist.

Ein Theil der strikten Kontagionisten macht sich für diese Fälle, um den Zusammenhang mit vorausgegangenen Erkrankungen durch direkte Kontagion zu retten, die Sache allzu leicht. Sie stützen sich auf die Thatsache, dass die virulenten Diphtheriebacillen in der Nasenhöhle und Mundhöhle von Rekonvalescenten ungewöhnlich lange haften und dass das verspätete Auftreten der sekundären Fälle einfach auf diesen Zusammenhang zurückzuführen sei; „diese beiden Momente stehen im Verhältniss der Ursache und Wirkung und damit erscheinen andere Annahmen, wie z. B. das Diphtheriehaus, als Phantasiegebäude[1])". Die Möglichkeit eines derartigen Vorkommens darf zugegeben werden und einige Fälle von Moritz Wolff und Aaser sprechen sogar für die gelegentliche Thatsächlichkeit eines solchen Zusammenhanges. Aber aus der blossen Möglichkeit folgt noch nicht, dass sie allgemeine Gültigkeit hat; die Kontagionisten würden dann genau denselben logischen Fehler begehen, wie einige ihrer „antibakteriologischen" Gegner, die, wie z. B. an mehreren Stellen Windrath, aus der logischen Konstruktion der Möglichkeit eines anderen Zusammenhanges auch schon dessen Thatsächlichkeit folgern. Ueber das Vorkommen der Löffler'schen Bacillen in der Mundhöhle Gesunder und deren zeitlichen Zusammenhang mit der Erkrankung selbst haben ausser der viel citirten Arbeit von Tobiesen gerade die Studien über die immunisirende Wirkung des Behring'schen Serums werthvolle Beiträge geliefert. Wir lernen aus dem Falle von Carstens und einem Falle von Wassermann, dass das erste Auftreten der Diphtheriebacillen mit den ersten Zeichen des Ausbruchs der Krankheit zusammenfallen kann; wir wissen aber aus anderen zahlreichen Mittheilungen, dass dies meistens nicht der Fall ist. Gelegentlich der Untersuchung der Mundhöhle solcher Gesunder, welche der Kontagion ausgesetzt waren, fand man in einem nicht geringen Bruchtheile virulente Löfflerbacillen; bei den meisten dieser Individuen kam es niemals, bei einigen anderen gelegentlich, oft erst nach Wochen, zu diphtherischen Erscheinungen. Jeder Unbefangene würde hieraus schliessen, dass das Ueberwandern der Bacillen allein zur Auslösung der Krankheit eben nicht genügt hat, sondern dass es hierzu noch weiterer Momente bedurfte, die ausserhalb der Sphäre des Bacillus liegen. Aber es erscheint augenblicklich aussichtslos, eine Anerkennung dieser Folgerung zu erwarten. Denn wir sind auf dem besten Wege, auch beim Diphtheriebacillus genau denselben Entwicklungsgang durchmachen zu müssen, wie bei dem

[1]) Moritz Wolff, Ztschr. f. Hyg. XIX.

Cholerabacillus. Dessen Lehre stützt sich der Doktrin zu Liebe auf immer neue Hypothesen und Hilfshypothesen, bis ihr schliesslicher Zusammenbruch unausbleiblich ist. Bei der Cholera hat das kontagionistische Bestreben, alle epidemiologischen Vorgänge ausschliesslich durch die Eigenschaften des Koch'schen Vibrio erklären zu wollen. zu einer Verwirrung geführt, welche durch die Gegenüberstellung der extremsten Ansichten von R. Pfeiffer und Sanarelli am besten gekennzeichnet wird, so dass jetzt kein Forscher mehr im Stande ist, ausser allenfalls an der Leiche des Cholerakranken, zu sagen, was ein Cholerabacillus sei und was nicht. Ebenso scheint es durch den engen Standpunkt der Kontagionisten auch mit dem Diphtheriebacillus Löffler's gehen zu sollen.

Gleichgültig aber, wann auch dieser Streit erledigt sein wird, so lässt sich jedenfalls aus der Betrachtung der Gruppe III zeigen, dass der Versuch, auch jene Fälle von sekundärer Spätinfektion einzig und allein durch Kontagion von Rekonvalescenten aus erklären zu wollen, mit den Thatsachen in Widerspruch steht. Mag auch unter der Gruppe III der eine oder der andere Fall sein, in welchem es sich um zufällige Reinfektion gehandelt haben kann, so bleiben noch Fälle genug, in welchen der Infektionsherd sicher ausserhalb des menschlichen Körpers lag. Ich verweise auf Fall 13, 20, 24, 28 der Gruppe II, auf Fall 4, 5, 7, 10, 16, 19, 25, 27, 31, 38, 39, 40, 49, 51, 52 der Gruppe III. In allen diesen Fällen waren die Ersterkrankten längst todt, oft im Krankenhause gestorben, wohin sie sofort bei Beginn der Erkrankung geschickt waren, als es zum Ausbruch der sekundären Fälle kam. Sie können also unmöglich die Späterkrankungen im Wolff'schen Sinne von Ursache und Wirkung erzeugt haben. Es bliebe noch die Möglichkeit, dass gesund gebliebene Angehörige den Bacillus so lange konservirt haben. Aber auch das ist vorläufig wieder nur eine neue Hypothese, für welche der Beweis der monatelangen Konservirung der Bacillen fehlt. Obgleich auch hier die Möglichkeit nicht geleugnet werden kann, so ist doch bis heute kein einziger Fall bekannt, dass gesunde Menschen, welche niemals selbst Diphtherie gehabt haben, die Erkrankung nach Monaten übertragen hätten. Hier muss also der Infektionsherd ektogen gewesen sein. Und wenn auch für eine Anzahl der Fälle die Möglichkeit angesichts der Zählebigkeit der Löffler'schen Bacillen nicht geleugnet werden kann, dass der primäre Fall erst die Depots gegeben hat, aus denen die anderen Fälle sich ableiteten, so fehlt es an einem Beweise, dass dies die Regel war. Denn so gut wie die zweiten Fälle ektogen entstanden sind, so gut war es für einen Bruchtheil der Fälle möglich, dass dieses Depot aus unbekannten Ursachen schon vor der unerklärten Entstehung auch des ersten Falles da war und auch diesen erzeugt hat. Und wenn wir selbst zugeben, dass feuchte Wäsche, Speisen, Fehlböden, Spielgegenstände, das Kontagium des ersten Falles conservirten und durch blinden Zufall gelegentlich weiter auf andere vermittelten, dann entsteht wieder die weitere ungelöste Frage, was den Anlass zum endlichen Ausbruch der Krankheit gab, die Uebertragung des Kontagiums, oder, da ja Uebertragung des Bacillus allein noch keine Krankheitserscheinungen zu erzeugen braucht, irgend ein „disponirendes Moment", wie Erkältung oder Autointoxikation? Wie in den Fällen von Johannessen, Aaser u. s. w. konnten ja jene Geschwister der Verstorbenen den Bacillus seit Wochen beherbergt haben und gesund geblieben sein, bis ein weiterer schädlicher Anlass erst den Ausbruch der Krankheit herbeiführte. Und weil dies denkbar und ein solcher Zusammenhang sogar mit bakteriologischen Forschungen im Einklang steht, welches logische Bedenken hindert uns dann, neben dem Bacillus noch andere gleichwerthige Ursachen für die Entstehung der Krankheit anzunehmen und für die grosse Mehrzahl der Einzelfälle, deren Ursprung wir nicht kennen, diese gelegentlichen Ursachen neben dem Bacillus für wesentlich zu erklären und damit von einer autochthonen Enstehung der endemischen Diphtherie in einer grossen Zahl der Fälle zu sprechen?

Diese Fragen kann die statistische Methode allein nicht beantworten, ebensowenig wie es die bakteriologische Methode allein kann; sondern beide Methoden Hand in Hand mit der klinischen Untersuchung werden schliesslich die Aufklärung geben. Dass aber diese Fragestellung überhaupt möglich und dass ihre Beantwortung gegenwärtig als verfrüht bezeichnet werden muss, das ist ein sicherer Beweis für die Unzulänglichkeit des rein kontagionistischen Standpunktes, der alles nur durch die Uebertragung des Bacillus erklären will. Die Betrachtung über die Gruppenfälle vermochte diese Lücken im Beweise aufzudecken, aber nicht auszufüllen. Dagegen vermochte sie an thatsächlichen Ergebnissen festzustellen, dass die Gruppenfälle im Gegensatz zu Scharlach bei der Diphtherie einen schwereren Verlauf haben als die vereinzelt auftretenden, und dass sie nur einen viel kleineren Bruchtheil aller Fälle bilden, als dies bei Scharlach der Fall ist. Ferner kommt auch von diesen Gruppenfällen der Diphtherie nur ein, wenn auch beträchtlicher, Bruchtheil auf Rechnung direkter Kontagion von Erkrankten aus; ein anderer Theil entsteht von vornherein aus gemeinsamer Infektionsquelle. Und ein letzter, an Zahl nicht geringer Bruchtheil hat seinen Ursprung in ektogenen Ursachen; hierbei bleibt es vorläufig unaufgeklärt, ob ein solcher Herd sich immer nur von dem ersten Fall ableiten muss oder ob man annehmen soll, dass er schon vorher bestand und ebenso den ersten, wie die so oft erst nach Monaten folgenden Sekundärfälle gemeinsam hervorgerufen hat. Dieser Nachweis eines ektogenen Ursprungs für einen Bruchtheil der Gruppenfälle eröffnet aber auch die Möglichkeit, einen grossen Theil der Einzelfälle der endemischen Diphtherie, deren Entstehung mitten in gesunder Umgebung räthselhaft bleibt, auf eine ähnliche Entstehung zurückzuführen.

III. Wohnung und Schule.

Das Studium der Gruppenfälle hatte gelehrt, dass der Ursprung eines Theiles dieser Erkrankungen auf Quellen zurückgeführt werden muss, die mit der direkten Ansteckung von einem vorher erkrankten Menschen nichts mehr zu thun haben, sondern wahrscheinlich ausserhalb des menschlichen Körpers liegen. Es ist hierbei gleichgültig, ob ein solcher Herd immer nur dieselbe Familie trifft oder ob seine Wirkung auch in einer anderen Familie zur Geltung kommt, welche zufällig einige Monate später durch Wohnungswechsel dieselben Räume bezog. Es ist also auch hier der Standpunkt von Flügge nicht haltbar. Dass übrigens die Annahme des „Diphtheriehauses“ selbst mit streng kontagionistischen Ansichten über den Löffler'schen Bacillus sich vereinen lässt, lehrt der Standpunkt, welchen Wassermann einnimmt. In demselben Bande der Zeitschrift für Hygiene, in welchem M. Wolff das „Diphtheriehaus“ für ein Phantasiegebäude erklären zu können glaubt, vereint Wassermann die von Feer beigebrachten Thatsachen mit seinen Forschungen über erworbene Immunität und den Erscheinungen über die Zählebigkeit des diphtherischen Virus und sieht „in dieser eigenthümlichen Verbreitungsart der Seuche“ nichts mehr so Unerklärliches. Flügge meint, dass wenn die Menschen Boden und Wohnung verlassen, um dem tückischen Feinde zu entfliehen, doch „der Kobold hinten im Fass sitze“; die Lebensgewohnheiten und die Eigenart der Menschen brächten ihnen meistens am neuen Wohnort die gleichen Gefahren. Wassermann hat sich schon mit dem Diphtheriehause ausgesöhnt, denn „wechselt nun die Bevölkerung in einem solchen „Diphtheriehaus“, dann werden wieder von Neuem empfängliche und weniger Disponirte der Infektion ausgesetzt, es kommen wieder einige Fälle vor.“ Also muss doch die Quelle der Ansteckung in der Wohnung selbst liegen, nicht von Menschen ausgehen. Freilich wenn Wassermann auch die Thatsachen von Feer acceptirt und nicht dem Bacillus zu Liebe ganz bestreitet, sondern nur mit dessen Eigenschaften in

Uebereinstimmung bringt, so giebt er denselben doch eine ganz andere Deutung, als das Feer thut. Wassermann findet es ganz erklärlich aus den Lebenseigenschaften des Diphtheriebacillus, dass in den hygienisch schlechten, engbevölkerten Gebäuden der Bacillus selbst, einmal ausgestreut, sich sehr lange erhalten kann; freilich setzt er dabei gleich Flügge voraus, dass die Armuth die Verbreitung der Diphtherie begünstigt, was nicht so ohne Weiteres bewiesen ist. Aus den thatsächlichen Beobachtungen von Feer folgt aber noch nicht, dass es gerade Herde des Diphtheriebacillus sein müssen, welche die späteren Fälle erzeugen. Um so weniger ist diese Annahme begründet, wenn Escherich Recht hat, dass der Diphtheriebacillus überhaupt nicht ausserhalb des Körpers Existenzbedingungen fände. Im Gegentheil führt Feer als begünstigend eine Reihe hygienischer Missstände auf, welche an sich gar nichts mit den Lebenseigenschaften des Bacillus zu thun haben. Ein Theil dieser von ihm angeführten Missstände freilich, wie Feuchtigkeit und Unreinlichkeit, könnten als Zustände aufgefasst werden, welche gerade das ektogene Wuchern des Diphtheriebacillus befördern. Das gilt aber doch nicht von den Abortsanlagen, von denen Feer sagt, es liesse sich aus Allem fast zweifellos entnehmen, dass schlechte Abtrittverhältnisse direkt einen diphtheriebegünstigenden Einfluss haben. Hier ist es schwer, den Zusammenhang gerade mit dem Löffler'schen Bacillus zu finden. Und doch würden selbst die Forschungen der Bakteriologie die Möglichkeit eines Zusammenhanges nicht ausschliessen. Man braucht nur nicht durchaus alle hygienisch misslichen Aussenverhältnisse mit aller Gewalt und einseitig auf den Bacillus beziehen wollen, man wolle sie nur als disponirende Einflüsse auf den befallenen Organismus in Rechnung ziehen, so bietet gerade die bakteriologische Forschung über die sogenannte Disposition, deren Ergebnisse bis zum Jahre 1893 ich in den Therapeutischen Monatsheften 1893 zusammengestellt habe, so reiches Material, um die Begünstigung der Infektion zu erklären, dass man nicht mehr epidemiologische Beobachtungen blos deshalb zu verwerfen braucht, weil sie sich mit den Laboratoriumsversuchen über den Bacillus nicht vereinigen. Es ist nicht möglich, die zahlreichen Beobachtungen aus der Litteratur zu citiren, welche hygienische Missstände der Wohnung für die Diphtherie verantwortlich machen. Nur die Anführung eines einzigen solchen Falles mag gestattet sein, weil er von Uffelmann selbst im Jahre 1879 beobachtet wurde. „Es betrifft eine Hausepidemie in einer Familie, in welcher die Frau, alle drei Kinder, beide Dienstmädchen nacheinander, auch gleichzeitig, das jüngste Kind fünfmal, die Frau zweimal von Diphtherie befallen wurden. Die Epidemie begann mit der gleichzeitigen Erkankung der Frau und des jüngsten Kindes; dieselben schliefen unmittelbar neben einer Wand, welche sich später, als in Folge einer wiederkehrenden Diphtherie eine Untersuchung vorgenommen wurde, als mit Jauche durchtränkt erwies. Letztere war von dem in der obersten Etage liegenden Abort aus undichten Kübeln in die mit Lehmstein hergestellte Wand hinabgesickert. Nachdem die schwer geprüfte Familie das Haus verliess, ist sie von Diphtherie völlig frei geblieben.“ „Ich weiss“, schliesst Uffelmann den Bericht über diesen Fall in seiner „Hygiene des Kindes“ S. 135, „dass man einen kausalen Zusammenhang von Insalubrität der Wohnungen mit dem Entstehen der Krankheit vielfach völlig ableugnet. Darum schien es mir nicht ohne Werth, jene Beobachtung mitzutheilen, die doch ganz entschieden auf autochthone Entstehung aus örtlicher Ursache hinweist.“ Ich selbst habe einen ganz ähnlichen Fall erlebt, in welchem in einer neu bezogenen Wohnung in monatelangen Intervallen beide Dienstmädchen, der Herr und die Frau des Hauses und ein Kind an Diphtherie erkrankten und die Ursache möglicherweise mit dem Bruche eines Klosetrohrs zusammenhing, welches von einem höheren Stockwerk durch die Wand eines Wohnzimmers ging. Nach Entfernung der feuchten Mauersteine und Ersatz durch frische hörte die Schimmelbildung auf der Tapete auf und (post hoc?) neue Diphtheriefälle traten nicht mehr auf. Ich bin mir der Nothwendigkeit bewusst, bei Schlüssen aus solchen Beobachtungen die grösste Vorsicht zu beobachten; ich kann aber die Berechtigung nicht einsehen, dieselben nur deshalb für werthlos zu erklären, weil sie mit den Experimenten über den Löffler'schen Bacillus sich nicht in Einklang bringen lassen.

Also das Auftreten von mehrfachen Diphtherieerkrankungen in grossen Pausen in derselben Wohnung braucht nicht nothwendig gerade auf die Aussaat von Diphtheriebacillen zurückgeführt zu werden, ohne dass mit dieser Annahme ein Gegensatz zu bakteriologischen Errungenschaften bedingt ist. Ob aber eine Wohnungsenquête, welche in der einfachen Aufzählung der in einzelnen Häusern aufgetretenen mehrfachen Fälle besteht, und welche zur Ergänzung noch die hygienischen Missstände derselben aufführt, überhaupt im Stande ist, ohne genaue Aufklärung der Einzelfälle auch nur den geringsten Beitrag zu dieser Frage zu liefern, das erscheint doch sehr fraglich. Mir wenigstens war es sehr zweifelhaft, nachdem ich die grundverschiedenen Folgerungen gelesen, welche Feer und Flügge aus dem gleichartig gewonnenen Material zogen, auf diesem Wege zu brauchbaren Schlussfolgerungen zu kommen und ich würde ohne den Eindruck, welchen die Beobachtung von Uffelmann und mein eigener Fall auf mich machten, die blosse Gegenüberstellung von Feer noch nicht für ausreichend zur Begründung eines kausalen Zusammenhanges gehalten haben. Dazu würde noch eine zahlenmässige Gegenüberstellung derjenigen Häuser gehören, welche schlechte hygienische Verhältnisse boten und trotzdem niemals „Diphtheriehäuser" geworden sind.

Immerhin hielt ich es für nothwendig, wenigstens für den Bezirk eines Standesamtes die Vertheilung der Diphtherie und des Scharlachs auf Strassen und Häuser während eines Jahres zusammenzustellen und ich wählte dasjenige Standesamt, in welchem ich selbst zehn Jahre gewohnt habe und den grösseren Theil der Häuser aus eigener Anschauung kanute. Das betreffende Standesamt No. IV, Berlin SW., Tempelhofer Vorstadt, zählte im Jahre 1885 nach den Angaben des Berliner Statistischen Jahrbuche 1656 versicherte Grundstücke. Während dieses Jahres vertheilten sich 400 Fälle von Diphtherie, über welche Wohnungsangaben vorlagen, auf 331 Häuser; hierbei sind mehrfache Fälle in derselben Familie als ein Fall gerechnet. Davon kommen auf

275	Häuser	je	1	Fall
49	-	-	2	Fälle
4	-	-	3	-
1	-	-	4	-
1	-	-	5	-
1	-	-	6	-

In den meisten Fällen von mehrfacher Erkrankung in einem Hause lagen Monate zwischen der ersten und der zweiten Erkrankung; beide Wohnungen befanden sich oft in ganz anderen Theilen, Vorderhaus oder Hinterhaus und in ganz anderen Stockwerken; da es ebensowenig lehrreich, wie interesseerregend ist, sämmtliche Strassen aufzuzählen, führe ich nur das Ergebniss bei zwei besonders betroffenen Strassen an und die Zahlen zweier Häuser, in welchen besonders häufige Erkrankungen auftraten.

Die eine Strasse ist die Fürbringerstrasse. Dieselbe ist eine von Osten nach Westen sich hinziehende Strasse von mittlerer Breite, die im Osten durch die Ställe der Dragonerkaserne versperrt, im Westen durch die hohe Mauer der Solmsstrasse sackgassenartig geschlossen wird. Sie wird durch zwei Querstrassen in drei Theile zerlegt und zählt 36 Häuser. Alle Häuser sind vierstöckig, haben hohe Seitenflügel oder Quergebäude, meist enge lichtlose Höfe; die Bevölkerung besteht grossentheils aus Arbeitern, welche kleine Wohnungen, nur Stube und Küche enthaltend, innehaben; mittlere Wohnungen sind seltener in dieser Strasse, deren Räume bis auf die höheren Stockwerke der Vorderhäuser der Nordreihe wenig Sonne haben; zahlreiche Kinder bewohnen diese Räume und bevölkern in lebhaftem Verkehr drei Viertel des Jahres die Strasse.

Die Fälle von Diphtherie vertheilen sich folgendermaassen:

No.			
3.	Hof II.	15. 9. †	
	Hof III.	30. 11.	
8.		12. 7.	
9.	Hof part.	30. 8. †	
	Hof I.	27. 9.	3 Geschwist. St.
		30. 10. †	
		3. 11.	
10.		17. 10.	
12.		26. 5.	
15.	Hof IV.	19. 1.	
	Vorn IV.	27. 3.	2 Fälle, beide †
20.	Hof IV.	25. 10.	
	Hof Keller	15. 12.	

No.		
22.	Vorn II.	4. 9.
	Hof III.	28. 9.
24.		15. 7.
27.		1. 12.
28.		9. 10.
29.	Vorn IV.	11. 4.
	Vorn part.	10. 5.
30.	Vorn IV.	7. 5.
	Vorn I.	13. 10.
32.		11. 10.
35.		26. 4.
36.		26. 8.

In der Mariendorfer Strasse, einer kleinen Sackgasse von 15 Häusern, von ähnlicher, eher ungünstigerer Beschaffenheit, wie der vorigen, kamen folgende Erkrankungen vor:

No.				No.		
3.	1. Vorn II.	1. 2.		3.	6. Hinterh. Keller	2. 10.
	2. Seit. II.	9. 3.		4.		25. 5.
	3. Hinterh. II.	7. 4. †		11.		6. 3. †
	4. Vorn III.	26. 4.		12.		5. 5.
	5. Hinterh. IV.	10. 5.		15.		16. 11.

In der Möckernstrasse kamen in einem einzigen Hause folgende Fälle vor:

1.	30. 9.	Hof I. †		4.	23. 11.	Vorn II.
2.	2. 11.	Vorn I.		5.	29. 11.	? †
3.	11. 11.	Hof I.				

In der schönen breiten, und zum Theil damals mit ganz neuen Häusern besetzten Gneisenaustrasse, welche der Fürbringerstrasse parallel läuft und grössere Wohnungen und begütertere Einwohner besitzt, fanden sich auffallend wenige Erkrankungen, aber die ganz ähnlich angelegte Bülowstrasse in Standesamt III wies z. B. auf 26 befallene Häuser 54 Erkrankungen mit 10 Todesfällen auf. Die Solmsstrasse hatte in 9 von ihren 60 Häusern 13 Erkrankungen mit 4 Todesfällen, darunter nur zwei mehrfache in einem Hause. Die in Bezug auf Himmelsrichtung, Bewohnerschaft, Bauart und Lage durchaus gleichartige und gleich grosse ihr parallele Zossenerstrasse hatte in 17 Häusern 21 Erkrankungen mit 6 Todesfällen; in vier von diesen Häusern kamen mehrfache Erkrankungen vor. Aus dieser Häuserenquête kann geradezu jeder Forscher, ob er nun kontagionistischen oder lokalistischen Anschauungen huldigt, ob er Vorliebe für dieses oder jenes ätiologische Moment hat, Beispiele zur Stütze seiner Theorie und zugleich seine Gegner Beispiele zur Widerlegung derselben beibringen. Ich habe deshalb auch diesen Untersuchungsgegenstand bei der Ergebnisslosigkeit der Beobachtungen nicht für die folgenden Jahre weiter verfolgt. Nur für ein Haus dieses Stadttheiles, dasjenige, in welchem ich selbst vom Jahre 1887 an sieben Jahre gewohnt habe, und welches sich durch eine sehr sesshafte Bevölkerung auszeichnet, besitze ich ausreichende Erfahrungen. In diesem Hause kamen vom Jahre 1887—1895 11 Erkrankungen von Diphtherie mit 4 Todesfällen und einer Tracheotomie vor, davon in zwei Familien je zwei Fälle mit zusammen drei Todesfällen; keine von diesen Erkrankungen, welche ich alle selbst beobachtet habe, stand mit den vorangegangenen in irgend welchem Zusammenhange oder übertrug sich direkt auf andere Familien; bei keinem dieser Fälle liess sich auch nur die geringste Feststellung über die Entstehung machen. Wenn man aber die Wahrscheinlichkeit der Zahl der Diphtherieerkrankungen berechnet, welche für ein Haus von rund 100 Einwohnern nach der Intensität der Endemie in der ganzen Stadt besteht, so ergiebt sich, dass die Zahl der Erkrankungen nicht viel über jene Wahrscheinlichkeit für die Dauer dieser 9 Jahre hinausging. Im Besonderen habe ich einen Einfluss des Alters der Häuser nicht konstatiren können im Sinne von Heubner, dass gerade in neuen Häusern die Erkrankungszahl gesteigert war.

Bei Scharlach kommt es ausserordentlich viel häufiger vor, dass in einem Hause mehrere Fälle in kurzen Zwischenräumen gemeldet werden; so führe ich folgende beliebig gewählte Fälle an:

Bellealliancepiatz 7/8.	1.	Hof III. 2 Geschwister. 23. 4. 2. 5.
	2.	Hof part. 10. 4.
	3.	Hof I. 25. 12.
Charlottenstr.		Hof I. 6. 9.
		Hof IV. 18. 9. 2 Fälle.
Kochstr. 54.	1.	Vorn III. 3 Kinder. 17. 5.
	2.	1 Kind. 10. 6.
Mauerstr. 85.	1.	Hof II. 2 Fälle. 7. 12. 20. 12.
	2.	Hof I. 26. 12.
Leipzigerstr.	1.	Hof IV.
	2.	Vorn III. 10. 5.
Urbanstr. 187.	1.	Vorn II. 3 Fälle. 3. 1.
	2.	Vorn part. 2 Fälle. 9. 1.
Frobenstr. 33.	1.	Vorn III. 12. 10.
	2.	Vorn I. 26. 10.
Bülowstr. 39.	1.	Hof I. 1 Fall. 28. 12.
	2.	Hof I. 2 Fälle. 29. 12.
Burggrafenstr.	1.	Hof Keller. 17. 4. †
	2.	Vorn part. 21. 5. 3 Fälle.

Dennewitzstr. 32.	1.	Vorn III. 15. 11.
	2.	Vorn IV. 19. 11.
Kurfürstenstr. 2.	1.	Vorn part. 2 Fälle. 24. 4.
	2.	Vorn I. 1 Fall. 24. 4.
	3.	Keller. 1 Fall. 10. 5.
		u. s. w.

Dass die Schule einen Einfluss auf die Verbreitung der kontagiösen Krankheiten, speciell von Scharlach und Masern besitzt, diese Ueberzeugung werden sich zwei Kategorien der Bevölkerung nicht nehmen lassen, die Eltern, welche mit dem Beginn des Schulbesuchs den Eintritt kontagiöser Krankheiten in ihre Familien erleben, und die Schuldirektoren, welche jahraus jahrein feststellen, dass gewisse Klassen zu gewissen Jahreszeiten regelmässig bis zu 40% Lücken durch kontagiöse Krankheiten aufweisen.

Darum bleibt es nicht weniger schwierig herauszufinden, nach welcher Richtung die Bedeutung der Schule bei der Verbreitung der kontagiösen Krankheiten liegt. Es kann hier nicht die Aufgabe sein, die ganze grosse Litteratur über diesen Gegenstand mit ihren vielen positiven Fällen und auch nicht die gelegentlichen Bemerkungen von Flügge und Feer, welche beide diese Frage nur streifen, zu wiederholen, sondern nur die eigenen thatsächlichen Beobachtungen wiederzugeben. Es wäre zunächst möglich, dass die Schulen nur die zufällige Stätte abgeben, an welcher ein zur Erkrankung disponirtes Lebensalter besonders gehäuft ist und hier seinen Antheil an kontagiösen Leiden stellt, welcher auf diese Alterklasse an sich kommt. Es wäre aber auch denkbar, dass die Schule einen direkt befördernden Einfluss auf die Verbreitung der Krankheit hätte, welche ohne dieses Zwischenglied eine geringere und somit vermeidbare Intensität erlangt hätte.

Nach den Beobachtungen, welche ich an dem Materiale des Jahres 1885 anstellte, kommt dieser letzte Fall thatsächlich vor. Es tritt oft direkt nachweisbar einzig im Zusammenhang mit dem Schulbesuch eine Krankheit in einer Klasse besonders zahlreich auf, welche dann weiter in die Familien getragen wird. Gar manches junge Menschenleben, welches noch zu schwach zum Widerstand ist, wird blos in Folge des unglücklichen Zufalles, dass es ältere Geschwister hat, welche die Krankheit aus der Schule in's Haus tragen, frühzeitig hinweggerafft, während es sonst vor diesem Geschick durch die Vorsicht der Eltern bewahrt geblieben wäre und ein resistenteres Lebensalter erreicht hätte. Die Möglichkeit, dass diese älteren Geschwister die Krankheit auch von anderen Stellen hätten einschleppen können, muss gegenüber der Gewissheit, dass es die Schule war, welche die Gelegenheit abgab, zurücktreten. Einige besonders charakteristische Beispiele für Diphtherie gebe ich im Folgenden wieder.

1. Vorschule des W.-Gymnasiums.

1. Knabe U., 8 Jahr alt, K... strasse, erkrankt am 8. 2. anscheinend an einer Mandelentzündung. Eine Augenmuskellähmung, welche einige Wochen später auftrat, bewies den diphtherischen Charakter des Leidens. In der ganzen Strasse, in welcher der Knabe wohnt, war dieser Fall der einzige im Verlauf des ganzen Jahres.

2.	Otto L.	7 Jahr.	12. 2. erkrankt	0
3.	Adolf St.	7 -	12. 2. -	0
4.	Carl B.	9 -	12. 2. -	†
5.	Walter K.	6 -	13. 2. -	†
6.	Anton D.	8 -	14. 2. -	0
7.	Walter T.	6 -	14. 2. -	0
8.	a) Schüler W.	9 -	16. 2. -	†
	b) Kind W.	1½ -	23. 2. -	†
9.	a) Schüler U.	7 -	21. 2. -	0
	b) Bruder U.	2 -	21. 2. -	†
10.	a) Schüler Th.	7½ -	26. 2. -	0
	b) u. c) Geschwister Th.	5 u. 2½ Jahr.	26. 2. -	† †

Ausser diesen Fällen kamen noch folgende Erkrankungen im Zusammenhang mit demselben Gymnasium vor:

11. W., 17 Jahr alt, am 1. 3. erkrankt 0. In dem Hause, in welchem er wohnt, mehrere Fälle von Diphtherie. Es befand sich in diesem Hause die Cr.'sche Privatmädchenschule, über welche weiter unten berichtet wird.

12.	Schüler Sch.	7 Jahr.	5. 3. erkrankt.
13.	a) Schüler Sch.	8½ -	5. 3. -
	b) Kind Sch.	3 -	5. 3. -

14.	Kind S.	4 1/2 Jahr.	Bruder in der Schule, gesund	30. 3. erkrankt.	†
15.	Kind Z.	6 -		30. 4. -	
16.	Kind A.	5 -		13. 5. -	†
17.	Schüler G.	11 -		1. 6. -	
18.	Schüler B.	9 1/2 -	in Freienwalde erkrankt	21. 7. -	
19.	Schüler D.	16 -		4. 11. -	
20.	Schüler B.	13 1/2 -		21. 11. -	
21.	Schüler M.	17 -		21. 11. -	

Die Fälle 1—4, 6, 8—10, 12 und 13 gehören offenbar zusammen, sie bilden eine Gruppenerkrankung mit allen Kennzeichen ihrer Schwere. In den Fällen 5, 7, 14, 15 handelt es sich um die Geschwister von schulpflichtigen Kindern; ob hier eine von der Schule ganz unabhängige Infektion vorliegt, oder eine Einschleppung durch nicht erkrankte Brüder, ist nicht mehr festzustellen. In den Fällen 8, 9, 10, 13 wurde die Krankheit aus der Schule in die Familie geschleppt und veranlasste dort fünf Erkrankungen mit vier Todesfällen. Fall 11 ist nicht auf die Schule, sondern auf das Haus zu beziehen; wahrscheinlich auch 15; in den Fällen 17—21 handelt es sich nicht um Schulerkrankungen, sondern um Schulkinderkrankungen. Es liegt hier also eine Gruppenerkrankung vor, welche vom 8. 2. bis 5. 3. anhielt. Woher dieselbe entstanden, ob die Seuche durch Ansteckung in die Schule eingeschleppt war, oder das Klassenzimmer den Herd bildete (denn nach dem Alter der Schüler kann es sich nur um ein bis zwei Klassen gehandelt haben), ist nicht festzustellen; jedenfalls sind beide Fälle möglich.

2. Cr.'sche Privatmädchenschule und Pensionat

befindet sich in demselben Hause, in welchem Fall 11 der Gruppe 1 vorkam.

1.	Leonore	R.	9 Jahr	Pensionärin,	erkrankt	31. 3.	†
2.	Schülerin	H.	11 -	-	-	31. 3.	0
3.	-	T.	? -	B. strasse	-	30. 4.	0
4.	-	L.	9 -	L. -	-	21. 5.	0
5.	-	W.	10 -	K. -	-	31. 5.	0
6.	-	Th.	7 -	K. -	-	2. 6.	†
7.	-	W.	11 -	L. -	-	7. 6.	0

Diese Beispiele, deren Zusammenstellung aus den Meldekarten natürlich sehr schwierig ist, liessen sich vermehren, so ist z. B. in dem Falle 28 der Abtheilung 1 der Gruppenerkrankungen der erste Fall bei einem Mädchen, Besucherin einer Privatmädchenschule, vorgekommen, für welche die Karten eine beträchtliche Zahl Erkrankungen an Diphtherie und Scharlach während des ganzen Jahres aufführen; die jüngere Schwester erlag der aus der Schule eingeschleppten Krankheit. Aber es ist hier unmöglich, so wie für das W.-Gymnasium die Liste zu führen, weil immer noch andere Geschwister sind, welche wieder andere Schulen besuchen; in diesen sind auch wieder Erkrankungen und Todesfälle vorgekommen, so dass ein klares Bild nicht zu erhalten ist.

So besuchten Schwestern der Fälle 1, 3, 6, 7, 13 des W.-Gymnasiums zugleich die Ch.-Schule. In dieser Schule kamen im März und April folgende Erkrankungen vor:

1.	L.	13	J.	18. 3.
2.	Sch.	14	-	22. 3.
3.	Sch.	$13^3/_4$	-	7. 4 †.
4.	Sch.	8	-	30. 4.

Ausserdem einige Fälle in Verbindung mit zwei Todesfällen im August und September.

Der Fall 3, Sch.†, ist aber sicher nicht auf Kontagion durch die Schule zu beziehen. Vielmehr ist ein Bruder dieser Schülerin, Schüler des F.-Realgymnasiums, am 17. 3. an Diphtherie erkrankt und wenige Tage später gestorben; auch die Mutter dieser beiden Kinder erlag gleichzeitig mit der Tochter der Krankheit, während ein anderer Bruder von 4 Erkrankten allein am Leben blieb.

Bei Schülern dieses F.-Gymnasiums wiederum kamen im April und Mai einige Erkrankungen und im Juni und August je ein Todesfall vor. Jedenfalls kann man in den letzten beiden Fällen nicht von Schulgruppenerkrankungen sprechen, wie sie deutlich in Beispiel I und II vorliegen.

Für Scharlach ist die Häufung der Fälle in der Schule oft viel leichter festzustellen.

So finden sich in der oben bei Fall 28 genannten Privatmädchenschule folgende Erkrankungen von Schülerinnen, alle im Alter von 8—9 Jahren, also wohl derselben Klasse angehörig.

1. 18. 9. Tag der Anmeldung.	5. 28. 11. Tag der Anmeldung.
2. 18. 9. - - -	6. 28. 11. - - -
3. 26. 10. - - -	7. 1. 12. - - -
4. 17. 11. - - -	

In der Kommunalschule G...strasse.

Schüler L. 2. 8.	Schüler H. 24. 9.
- Li. 20. 8.	- W. 25. 9. (2 weitere Fälle)
- H. 6. 9.	- S. 12. 11.
- W. 15. 9. {3 weitere Fälle in der Familie	- J. 24. 11.
- B. 18. 9.	

Als letztes Beispiel diene die P.'sche Privatmädchenschule, aus welcher folgende gleichaltrige Fälle gemeldet sind.

1. 5. 8. Tag der Erkrankung.	4. 9. 11. Tag der Erkrankung.
2. 9. 9. - - -	5. 17. 11. - - -
3. 21. 10. - - -	

Es kommen also bei Scharlach, wie namentlich auch bei Diphtherie, Gruppenerkrankungen in der Schule mit oft bedenklicher Häufung vor, welche besonders durch die Uebertragung auf die jüngeren Geschwister und deren darauf erfolgten Tod verhängnissvoller werden können. Dies letztere gilt vorzugsweise für Diphtherie, bei welcher der ernste Charakter der Gruppenerkrankungen ja zur Genüge hervorgehoben worden ist.

Meistens aber ist die Stellung der Schule zu der Verbreitung der kontagiösen Erkrankungen, speciell von Diphtherie und Scharlach, anders aufzufassen. Wenn die Zahl der in einer bestimmten Schule unter den schulpflichtigen Kindern und deren Geschwistern vorkommenden Erkrankungen nicht grösser ist, als sie nach der Intensität der Epidemie auch ohnehin diesen Altersklassen zukäme, wenn zudem die Erkrankungen sich auf alle Altersklassen der schulpflichtigen Jahre vertheilen und nicht in einem derartigen zeitlichen Zusammenhange stehen, dass ihre Häufung auf die Beziehung der Fälle unter einander zurückzuführen ist, so kann man die vorgekommenen Erkrankungen nicht mehr auf die Schule als Ursache schieben, sondern darf sie nur als die Folge der Erkrankungsneigung jenes Alters überhaupt bezeichnen.

In Berlin gab es 1885 im Ganzen 184 058 Kinder im schulpflichtigen Alter vom vollendeten sechsten bis zum Ende des 14. Lebensjahres. Von diesen erkrankten an Diphtherie 3021, an Scharlach nach den Anmeldungen 1394; es starben an Diphtherie 434, an Scharlach 92. Auf 1000 Lebende dieses Alters bezogen erkrankten an Diphtherie 16,4, starben an Diphtherie 2,35; es erkrankten an Scharlach 7,6, starben an Scharlach 0,5. Die Erkrankungszahlen für Scharlach können zu niedrig sein wegen des Mangels in den Anmeldungen; die Sterbezahlen sind jedenfalls richtig. Es dürften also auf eine Gemeindeschule, deren Schüler die genannten Altersklassen umfassen und deren Frequenz in 6 Klassen im Jahre 1885 durchschnittlich 350 betrug, im Jahre etwa 5—6 Diphtherieerkrankungen mit zwei Todesfällen in 3 Schulen und 2 bis 3 Scharlacherkrankungen mit einem Todesfall auf 6 Schulen zu rechnen sei. Betrachtet man nur die ersten drei Jahrgänge, die ja auch hauptsächlich betroffen werden, so könnte man auf 1000 Kinder dieses Alters 30 bez. 12 Erkrankungen an Diphtherie und Scharlach und 5 bez. 1 Todesfall an diesen Krankheiten berechnen; das Gesammtverhältniss würde sich dann nur unbedeutend ändern, wenn man sich auf die unteren drei, ein wenig stärker besuchten Klassen (durchschnittlich 180 Schüler) bezieht.

Dies Verhältniss stimmt auch für den Durchschnitt, den man von den Beobachtungen einer Reihe von Schulen zieht. Natürlich ergeben sich im Einzelnen ausserordentliche Schwankungen und für solche Schulen, welche den Durchschnitt weit überschreiten, ist der Beweis, dass es sich nicht um Schulepidemien handelt, nur durch die zeitliche Trennung der Einzelfälle gegeben. Dafür bleiben andere Schulen weit unter dem Durchschnitt. Die Zusammenfassung ergiebt aber ein Resultat, welches eben dem Erkrankungs- und Sterbeverhältniss der betroffenen Altersklassen entspricht. Von diesem wissen wir aber aus der Alterstabelle, dass es für Diphtherie wesentlich geringer ist als in den nicht schulpflichtigen Vorjahren, mit dem zunehmenden Alter kontinuirlich absinkt und einen sehr niedrigen Punkt schon vor Ablauf des schulpflichtigen Alters erreicht. Für Scharlach ergab sich zwar eine Steigerung im schulpflichtigen Alter, indess blieb es zweifelhaft, ob dieselbe thatsächlich besteht oder nur durch die ungenügenden Meldungen vorgetäuscht wurde.

Einige Beispiele für Diphtherie und Scharlach mögen den Sachverhalt erläutern.

Diphtherie

1. Kommunalmädchenschule.

Drei Erkrankungen an Diphtherie der Schülerinnen 19. 2., 12. 9., 30. 12.; kein Todesfall. Unter den Geschwistern der Schülerinnen kamen im Verlauf des Jahres 17 Erkrankungen mit 5 Todesfällen vor.

2. Knabenschule.

Sechs Erkrankungen, kein Todesfall 19. 2., 13. 3., 3. 7., 20. 8., 21. 9., 28. 11.

Bei den Geschwistern der schulpflichtigen Kinder im Jahre 1885 13 Erkrankungen mit 2 Todesfällen. Darunter zweimal je ein Fall, einmal zwei Fälle von Geschwistern diphtheriekranker Schüler, nämlich Fall 1—3. In allen drei Fällen sind die nicht schulpflichtigen Kinder später erkrankt; trotzdem ist der Schluss nicht gerechtfertigt, dass die älteren Kinder die Erkrankung gerade aus der Schule und nicht vom Spielplatz in's Haus geschleppt haben.

3. G.'sche Privatmädchenschule.

5 Erkrankungen ohne Todesfall 6. 1., 26. 3., 4. 5., 13. 5., 6. 7. Unter den Geschwistern der Erkrankten kein Fall, unter den Geschwistern Gesunder 10 Erkrankungen ohne Todesfall.

Scharlach.

1. J.'sche Privatschule 18. 1., 27. 4., 11. 5., 15. 9., 5. 12.

2. X.-Gymnasium 2. 2., 10. 5. Geschwister von Schülern 8 Fälle erkrankt gemeldet.

3. J.-Gymnasium 28. 1., 3. 7., 20. 8.

In den meisten Fällen ist also die Häufung der Infektionskrankheiten nur der Ausdruck der örtlichen und jahreszeitlichen Steigerung der Erkrankungen im disponirten Lebensalter; es handelt sich um Erkrankung der Schulkinder ohne ursächlichen Einfluss der Schule. In einigen seltenen Fällen aber giebt die Schule direkt den Herd ab, von dem aus es zur Häufung und Verbreitung der beiden Infektionskrankheiten und zur Einschleppung derselben durch die Schulen in die Familien kommt.

IV. Infektiosität.

In meiner Arbeit über die Kontagiosität der Diphtherie hatte ich es als eine auffällige Thatsache bezeichnet, dass aus der Zahl der Geschwister diphtheriekranker Kinder nur ein verhältnissmässig geringer Bruchtheil durch Ansteckung die Krankheit erwirbt, die Mehrzahl aber verschont bleibt; die Disposition für die Infektion sei also ausserordentlich viel geringer als für Masern und immer noch ein Beträchtliches geringer als für Scharlach. Ich bezeichnete diese Thatsache als sehr wesentlich für das Verständniss der endemischen Diphtherie und ihrer Stellung zu anderen kontagiösen Krankheiten und sah den Grund dafür, dass dieselbe nicht die nöthige Beachtung gefunden, in der bisher allein üblichen Untersuchungsmethode, der klinischen Beobachtung. Hierbei bliebe überwiegend die Erinnerung an die traurigen Fälle von Kontagion im Gedächtniss haften und durch die hierdurch bedingte naheliegende Urtheilstäuschung werde das wahre Verhältniss verkannt.

Seit dem Erscheinen meiner Arbeit sind, vorzugsweise unter dem Einfluss der Frage nach der Immunisirung durch das Behring'sche Serum, eine Reihe Mittheilungen erschienen, welche die Richtigkeit meiner Angaben durchaus bestätigen. So hat Hilbert[1]) eine Zusammenstellung gemacht, nach welcher von den der Ansteckung ausgesetzten Kindern etwa 20% erkrankten; der von mir 1893 angegebene Procentsatz (18 von 83) war noch etwas höher. Hilbert bezeichnet die von ihm angegebene Zahl als die unterste Grenze. Da aber das von ihm benutzte Material die ungünstigsten Verhältnisse der Armenpraxis bot und seine Zahlen ebenso wie die meinigen an sich zu klein sind, so geben sie zwar über das qualitative Verhältniss der geringen Infektiosität, nicht aber über das richtige Zahlenverhältniss Aufschluss. O. Rosenbach citirt in

---

[1]) Berl. Klin. Wochenschr. 1894.

seiner Brochüre „Heilung und Heilserum“, ebenso wie auch Wassermann in seiner schon erwähnten Arbeit die Untersuchungen von Welch, nach welchen in einer Gruppe von 70 Fällen wahrer Diphtherie, die 50 Familien betrafen, nur in 13 Familien mehr als ein Fall zur Beobachtung kam. In meiner Zusammenstellung hatten von 50 Familien deren 14 mehrfache Fälle. K. Müller macht in einer soeben erschienenen Arbeit[1]) ebenfalls Angaben, nach denen er sehr niedrige Zahlen unter gleichen Verhältnissen erhalten hat. Auch Wassermann erkennt rückhaltlos diese eigenthümliche Verbreitungsart der Diphtherie an und sieht die Ursache dieser Erscheinung in dem seltenen Vorhandensein einer persönlichen Disposition bei gleichzeitig ausgesprochener starker Infektiosität. Auf den Versuch Wassermann's, diese von ihm bestätigte Thatsache durch die erworbene Bildung von Schutzstoffen im Blut zu erklären, wird später eingegangen werden. Auch Escherich steht auf dem Standpunkte, dass er für das Zustandekommen der Infektion von Diphtherie das Vorhandensein einer besonderen, nicht sehr verbreiteten Disposition annimmt. Diese genannten Forscher stimmen also sowohl in Bezug auf die Feststellung der Thatsache als auf deren Deutung mit derjenigen Ansicht überein, welche ich schon im Jahre 1893 über diesen Punkt betont habe. Einzig allein Baginsky nimmt einen anderen Standpunkt ein und vermischt unentwirrbar zwei Punkte, welche, wie er übersieht, gänzlich von einander zu trennen sind.

Ich betrachtete es von vornherein als meine Aufgabe, an einem grösseren Zahlenmateriale einwandsfreie quantitative Feststellungen zu machen über das Verhältniss der Zahl der der Gefahr einer Kontagion zunächst ausgesetzten Kinder zu der Zahl der wirklich Ergriffenen. Die blosse Gegenüberstellung der Gruppenfälle und der einfachen Fälle genügte nicht. Denn einmal haben die Gruppenfälle ihr ganz besonderes Gepräge, auch ist nur ein Bruchtheil derselben auf Kontagion zurückzuführen. Dann fehlt ja jede Angabe der auch bei Gruppenerkrankungen frei bleibenden Kinder.

Bei der Art des mir zu Gebote stehenden Materials musste ich zur Erreichung meines Zweckes einen Umweg

---

[1]) Berl. Klin. Wochenschr. 1895, No. 37.

machen, indem ich mich auf das schulpflichtige Alter beschränkte.

Die Meldekarten der Königlichen Sanitätskommission, deren Kopf im Jahre 1885 die Namen von 8 Krankheiten enthielt, stellen unter No. 10 und 11 zwei Fragen, deren Beantwortung für Variola, Morbilli, Scarlatina, Diphtherie beansprucht wird:

10. Zahl der schulpflichtigen Kinder, bezw. Geschwister,
11. Namen der betr. Schulen.

Die Frage 11 ist später geändert worden; sie erstreckt sich jetzt nicht mehr auf den Namen der Schule, sondern auf die Zurückhaltung der gesunden Geschwister und Benachrichtigung der Schule.

Die Frage 10 ist leider nicht ganz eindeutig gefasst. Sie beschränkt sich meines Erachtens nur auf die schulpflichtigen Geschwister resp. Kinder des Erkrankten ausschliesslich des letzteren selbst, da dessen Beruf event. als Schüler schon in einer früheren Frage angegeben wird. Aber es wäre auch denkbar, dass No. 10 die Zahl der schulpflichtigen Kinder einschliesslich des erkrankten Kindes angegeben wissen will. Die meisten Aerzte haben sich der ersten Auffassung angeschlossen, ein Bruchtheil die zweite angenommen. Ganz falsch ist aber meiner Ansicht nach die von einigen Kollegen geübte Praxis, das Wort „schulpflichtig“ nur auf Kinder zu beziehen und einen Gegensatz zwischen schulpflichtigen Kindern und nicht schulpflichtigen oder überhaupt vorhandenen Geschwistern beider Kategorien zu machen. Ein Theil der Aerzte hebt jeden Zweifel durch bestimmte Angaben wie z. B. „2 schulpflichtige, 3 nicht schulpflichtige Kinder“. Ein anderer Theil lässt Unsicherheit, wie die angegebenen Zahlen zu verstehen sind; diese letzteren Karten waren für meine Zwecke von vornherein unbrauchbar. Natürlich sind in einer Anzahl Karten diese Fragen überhaupt nicht beantwortet worden; ebenso fehlen solche Angaben in allen Fällen, welche dem Krankenhaus überwiesen worden sind und von dort aus nur einmal, nicht zugleich von dem zuerst behandelnden Arzte angezeigt wurden.

Ich ging in der Ausschaltung alles nicht ganz zweifellosen Materials ganz rücksichtslos vor; glücklicherweise stellte sich in einer sehr grossen Zahl nicht ganz klarer Beantwortung aus dem Zusammenhang mit den übrigen Angaben der Sachverhalt heraus. So, wenn z. B. das erkrankte Kind noch nicht in dem schulpflichtigen Alter war, als Zahl der Geschwister aber zwei und zugleich zwei verschiedene Schulen bezeichnet wurden, oder wenn die Erkrankte ein Mädchen, die angegebenen schulpflichtigen Kinder aber Gymnasiasten oder umgekehrt waren. Erfreulicherweise war die Mehrzahl der Aerzte gewissenhaft in ihren Angaben; viele über das Verlangte hinaus, indem sie Schule und Klasse sowohl der erkrankten Schüler, als auch ihre Geschwister getrennt und unter ausdrücklicher Angabe anzeigten. Nur mit ihrer Hilfe war es auch möglich, die im vorigen Abschnitt gemachten Angaben über die Schulverhältnisse zusammenzustellen.

Was zunächst das Verhalten der Diphtherie betrifft, so wurden von dieser Krankheit im Jahre 1885 6733 Kinder im Alter von 0—15 Jahren, einschliesslich der Todesfälle, ergriffen.

Für diese 6733 Kinder ermittelte ich 4031 Geschwister in schulpflichtigem Alter, von welchen 258 an Diphtherie nachträglich im Anschluss an die Ersterkrankungen erkrankten und 26 nachträglich starben.

Da das Material nicht vollständig war und namentlich alle Krankenhausfälle, ferner alle Karten mit zweifelhaften Angaben ausfielen, so bedurfte es zunächst einer Untersuchung der Fehlerquellen meines Materials.

Was die Zahl der Todesfälle betrifft, so kann deren Richtigkeit keinen Einwänden erliegen, weil dieselben sämmtlich gemeldet sind. Man wird sich über die geringe Zahl derselben wundern, aber man sehe in dem Abschnitt über Gruppenerkrankungen die in drei Reihen aufgeführten Erkrankungen an; meist ist zuerst das ältere, schulpflichtige Kind erkrankt, dann erst das jüngere; dass das ältere Kind nachträglich erkrankt und sogar stirbt, dafür finden sich in jenen 344 Erkrankungen mit 108 Todesfällen nur neun Beispiele. Auch die Zahl der Erkrankungen wird sich nicht beanstanden lassen, da in diesem Jahre die Meldepflicht gewissenhaft gehandhabt wurde und hier die mehrfachen Meldekarten keinen Zweifel liessen; die beanstandeten Karten gehörten ausschliesslich in die Kategorie der Einzelfälle. Dass dieselbe nicht zu niedrig ist, dafür spricht das Verhältniss der Gestorbenen zu den Erkrankten, welches etwas über 10 % beträgt, während sonst für dies Alter das Verhältniss 14 % war. Dagegen ist die Zahl der vorhandenen Geschwister zu niedrig gegriffen und zwar aus den angegebenen Gründen. Wie hoch dieselbe in Wirklichkeit war, lässt sich in folgender Weise schätzen. Im Alter von 0 bis 15 Jahren erkrankten 6733 Kinder; davon waren rund 1800 Doppelfälle; es sind also unter diesen 6733 schon 900 Geschwister, welche in Abzug gebracht werden müssen, somit bleiben rund 5800 Kinder. Nach der im Jahrgang 1885 des statistischen Jahrbuches angegebenen Ehetabelle berechnete ich den Durchschnitt der Kinderzahl einer Ehe im Jahre 1885 auf 3,1, d. h. je 100 Ehepaare haben 310 Kinder. Danach kämen auf die 5800 Kinder $5800 \times 2{,}1$ Geschwister gleich 12 180.

Unter 100 Kindern des Jahres 1885 befanden sich nach Volkszählung und Ueberlebungstafel 45,3 im Alter von 0—6 Jahren, 54,7 im Alter von 6—15 Jahren; in diesem Verhältniss war obige Zahl zu theilen; demnach war gegenüber der berechneten Zahl von 4031 Geschwistern eine solche von $\frac{12\,180 \, . \, 54{,}7}{100} = 6662$ zu erwarten gewesen. Die zu Grunde gelegte Zahl, welche bei den Berechnungen als Divisor auftritt, war also wesentlich zu niedrig gewählt; die berechneten Verhältnisszahlen für Diphtherie geben demnach, da Erkrankungs- und Sterbeziffer als im Wesentlichen richtig anzusehen sind, die Maximalzahlen für die Verbreitung der Diphtherie an.

Im Ganzen sind im Jahre 1885 an Diphtherie im schulpflichtigen Alter von 6—15 Jahren 3117 Kinder erkrankt, 439 gestorben; es befanden sich aus diesen Altersklassen am Ende des Jahres 204 450 Lebende, Knaben und Mädchen zusammengerechnet; auf 1000 Lebende dieser Altersklassen berechnet betrug

die Wahrscheinlichkeit an Diphtherie zu erkranken 15,2 ‰,
die Wahrscheinlichkeit an Diphtherie zu sterben 2,15 ‰.

Stellen wir dieselbe Berechnung für die 258 Erkrankten und 26 Gestorbenen an, so ergiebt sich, je nachdem wir die Zahl 6662 oder 4031 zu Grunde legen, für die Geschwister
die Wahrscheinlichkeit zu erkranken zwischen 38,6 und 64,0 ‰,
die Wahrscheinlichkeit zu sterben zwischen 3,9 und 6,4 ‰.

Von 1000 Kindern schulpflichtigen Alters, welche als Geschwister Diphtheriekranker der Infektion am meisten ausgesetzt waren, erkrankten also nur mindestens 39, höchstens 64; es starben mindestens 4, höchstens 6,4. Wenn wir die Höchstzahlen zu Grunde legen, so betrug die Wahrscheinlichkeit für die der Erkrankung Ausgesetzten zu erkranken nur das Vierfache, diejenige zu sterben, nur das Dreifache derjenigen Wahrscheinlichkeit, welche das gesammte Alter überhaupt hatte, obgleich von dieser Gesammtzahl der grössere Theil der Erkrankten überhaupt nicht mit Diphtherie in Berührung gekommen war, also gar keine Gelegenheit zu erkranken hatte und so nur den Durchschnitt herabsetzte.

Dieselbe Berechnung für Scharlach angestellt, ergiebt Folgendes. Die Zahl von 2767 gemeldeten Scharlacherkrankungen des Alters von 0—15 Jahren hatte nach den Angaben der Karten 1762 schulpflichtige Geschwister, von welchen 315 erkrankten und 27 starben. Es wären nach meiner Rechnung 2412 Geschwister gleichen Alters für diese Zahl zu erwarten gewesen.

Es erkrankten von Angehörigen dieses Alters insgesammt 1428 Kinder, es starben 93; die Wahrscheinlichkeit zu erkranken betrug also für 1000 Lebende 6,9; diejenige zu sterben 0,45.

Bei den Geschwistern erkrankter Kinder betrug dagegen die Wahrscheinlichkeit zu erkranken 130,6—178,8; diejenige zu sterben 11,2—15,3 ‰.

Die Wahrscheinlichkeit an Scharlach zu erkranken ist also für schulpflichtige Geschwister scharlachkranker Kinder 19 bis 26mal grösser, als dies bei der gesammten Altersklasse der Fall; die Wahrscheinlichkeit zu sterben 25 bis 34mal so gross gewesen.

Mit mathematischer Sicherheit geht aus diesen grossen Zahlen der viel geringere Einfluss der blossen Kontagion auf die Verbreitung der endemischen Diphtherie, der sehr viel grössere Einfluss dieses Faktors auf die Verbreitung von Scharlach hervor.

Wenn man an einem durch gewissenhafte Ausübung der Meldepflicht einwandsfreien Material dieselbe Berechnung für Masern oder Varicellen anstellen würde, so würde der Faktor der Kontagion natürlich noch in viel höheren Zahlen zum Ausdruck kommen und nahezu gleich der Zahl der vorgekommenen Fälle sein.

Die auf diesem Wege erhaltenen Werthe lassen nun noch eine weitere, sehr wichtige Schlussfolgerung zu.

Von 1000 schulpflichtigen Kindern, deren Geschwister Diphtherie hatten, sind, wenn wir die Maximalzahlen nehmen, 64 erkrankt, 6,4 gestorben.

Von 1000 Kindern derselben Altersklasse sind insgesammt erkrankt 15,2; gestorben 2,15.

Die 204 450 Kinder dieser Altersklassen, welche wir mit A bezeichnen wollen, setzen sich aus drei Kategorien zusammen:

a) solche, die mit dem Kontagium in diesem Jahr niemals in Berührung kamen und demgemäss niemals erkrankten,
b) solche, die mit dem Kontagium in Berührung kamen und doch nicht erkrankten,
c) solche, die mit dem Kontagium in Berührung kamen und demnächst erkrankten.

Nur die letztere Zahl ist bekannt, sie beträgt 3117. Da zum Zustandekommen der Krankheit in diesem Lebensalter mindestens 1000 Kinder mit dem Kontagium in Berührung kommen mussten, damit 64 krank wurden, so ergiebt sich durch eine einfache Proportion die Zahl von b und damit von

$$a = 204\,450 - b - c.$$

$$64 : 1000 = 3117 : x.$$

$$x = \frac{3\,117\,000}{64} = 48\,703; \; b = 45600.$$

Also a = 155 747.

c ist 15,2 ‰ von der Gesammtsumme A, b dagegen nahezu der 4. Theil = 223 ‰.

Damit also von 10 000 schulpflichtigen Kindern 152 an Diphtherie wirklich erkrankten, mussten 2231 derselben mit dem Kontagium in Berührung gebracht werden.

Diese Summe A ist jedoch nicht einheitlich, sondern besteht aus acht Altersklassen von stetig sinkender Neigung zu erkranken; eine jede Altersklasse macht aber während des Passirens durch diese acht Jahre sämmtliche Grade der Infektionsintensität durch, deren Unterschiede sich im Durchschnitt des achtjährigen

Zeitraumes für jede Stufe gleichmässig wiederholen. Wir können also, ohne einen Fehler der Schlussfolgerung zu begehen, annehmen, dass die Zahl A aus n Altersklassen besteht, von denen jede, die Höhe der Krankheit während des njährigen Zeitraumes als gleichmässig vorausgesetzt, oder den Durchschnitt von n Jahren genommen, während dieser n Jahre zu gleichen Bruchtheilen der Erkrankungsmöglichkeit ausgesetzt wird. Eine einzelne Altersstufe macht ja der Reihe nach in acht Jahren dieselbe Zahl von Erkrankungen durch, welche in der Summe A in einem Jahre auf alle ihre 8 Theile zusammenfällt. Beträgt dieser Bruchtheil wie im vorliegenden Falle $^1/_4$, so wird für jede Altersklasse während des ganzen njährigen Zeitraumes jeder Angehörige $\frac{n}{4}$ mal in die Gefahr der Kontagion kommen müssen, damit in n Jahren jedes Jahr die beobachtete Zahl der Erkrankungen sich ergiebt.

Für den vorliegenden Fall ergiebt sich, dass jedes der in Rede stehenden Kinder im Verlauf von im Ganzen acht Jahren zweimal in Berührung mit dem diphtherischen Kontagium kommen musste, damit jene Zahl von Diphtherieerkrankungen des schulpflichtigen Alters möglich wurde, welche die Beobachtung Jahr für Jahr ergab.

Für Scharlach dieselbe Berechnung angestellt ergiebt folgendes.

$$\text{Für } A = 204\,450$$
$$\text{ist } c = 1428$$
$$b = \frac{1428 \,.\, 1000}{178} - c = 6600,$$
$$\text{also } a = 196\,400$$

b ist nicht wie bei Diphtherie der vierte, sondern der ein und dreissigste Theil von A, der Gesammtsumme. Es brauchte daher in 8 Jahren von jeder Altersklasse nicht nur jedes, sondern nahezu jedes vierte Kind mit dem Kontagium in Berührung zu kommen, damit die beobachtete Zahl der Erkrankungen sich ergab.

Auch diese Betrachtung lehrt wieder das principiell verschiedene Verhalten des Faktors der Kontagion bei den beiden Krankheiten Diphtherie und Scharlach. Diese durch die vorhergehenden Betrachtungen zahlenmässig festgestellte Thatsache, nach welcher von der gesammten Bevölkerung thatsächlich vorausgesetzt werden muss, dass jedes Mitglied derselben im Laufe der Jahre ein oder mehrere Mal mit dem Diphtheriekontagium in Berührung geräth, bestätigt nun diejenigen Ansichten, welche auch von Wassermann vertreten werden. Wassermann erklärt, es sei bei der endemischen Verbreitung der Diphtherie in unseren grossen Städten nicht wohl anzunehmen, dass alle gesund gebliebenen Individuen nie sich in einer Infektionsgefahr befunden hätten. Diese Voraussetzung von Wassermann ist durch meine Zahlenbeweise auf ganz sichere Weise erwiesen worden; nach denselben steht die Bevölkerung im endemischen Diphtheriegebiet in ausgedehntestem Maasse mit dem Kontagium selbst in Berührung. Wassermann beobachtete nun bei seinen Experimenten die sehr starke antitoxische Wirkung des Blutserums einer übergrossen Zahl der untersuchten gesunden Kinder; er nimmt an, dass in dieser Erscheinung eine der wesentlichsten Ursachen der persönlichen Immunität gegenüber der Diphtherie zu suchen sei; Wassermann glaubt ferner, dass diese Eigenschaft wahrscheinlich erst während des Lebens erworben sei. Der letzten Annahme widerspricht freilich die Thatsache, dass auch das Blutserum Neugeborener schon antitoxische Eigenschaften besitzen kann. Auf den Schleimhäuten solcher Menschen, die sicher sehr zahlreich seien, befände sich nun der infektionstüchtige Diphtheriebacillus und gerade diese Menschen würden nun zu Trägern der Kontagion. Mit der Richtigkeit dieser Theorie in ihrer ganzen Ausdehnung und in ihren Folgerungen wären allerdings viele Räthsel der Ausbreitung der Diphtherie gelöst und die Frage ihrer Bekämpfung würde ganz geändert werden müssen.

Die Ergebnisse der Experimente von Wassermann und ihre Verwerthung sind sicher von hohem Interesse. Vorläufig aber ist schon die eine Seite der Theorie, wonach der Gehalt des Blutes an Antitoxinen die Immunität gegen eine Infektion auf natürlichem Wege sichere, eine, wenn auch sehr geistreiche, doch immer noch unbewiesene Hypothese. Die Behauptung aber, dass nun jene „diphtheriegesunden Menschen“ vorzugsweise die Träger der Ausbreitung der Krankheit seien, ist vollends, wie schon an verschiedenen Stellen hingewiesen, als nicht bewiesen zu betrachten. Da meine Beobachtungen obendrein ergeben, dass leichtere Fälle weniger häufig zur Verbreitung der Krankheit Anlass geben als schwerere, so kann ich nicht recht verstehen, warum Fälle mit Bacillen, denen überhaupt jede Krankheitserscheinung fehlt, dies besonders häufig bewirken sollen. Für jeden Arzt, welcher die Rolle der Bakterien im Krankheitsbilde, wie sie durch die Gesammtforschungen des letzten Jahrzehntes sich herausgestellt hat, unbefangen und nicht immer von der Theorie der Specifität und der Tendenz der antikontagionistischen Prophylaxe aus betrachtet, ergiebt sich eine andere Vorstellung von der Rolle des Bacillus bei der Verbreitung der Diphtherie, eine Vorstellung, auf welche ich hier nicht näher eingehen will, da ich dieselbe in der genannten Brochüre schon ausführlich auseinandergesetzt habe.

Die zahlenmässige Bestimmung des Bruchtheils, welcher auf eine Erkrankung unter der der Ansteckung zunächst ausgesetzten Umgebung kommt, ist für das Verständniss ihrer Entstehung und ihres Verhältnisses zu anderen Erkrankungen von grosser Bedeutung. Es ist erwiesen, dass sich Scharlach und Diphtherie hier ganz verschieden verhalten, und es ist anzunehmen, dass Masern und Varicellen wieder durchaus andere Zahlen ergeben werden.

In der obigen Auseinandersetzung wurde die Bestimmung nur für ein gewisses Lebensalter vorgenommen und die Schlussfolgerungen immer nur unter Beziehung auf dieses Alter angestellt. Es ist aber von grossem Interesse, diese Zahl für das gesammte Kindesalter, nicht blos für einige weniger disponirte Altersklassen aufzufinden. Da mir jedoch für diese Feststellung kein Material zu Gebote stand und ein solches auch wohl nirgends vorliegen wird, so war ich hier auf die Berechnung angewiesen.

Diese Berechnung ist leicht mit Hülfe der Zahl der in jedem Jahre Gestorbenen und der Lebenden dieses Jahres anzustellen. Für Diphtherie verhielt sich 1885 die Morbidität der Klasse von 0—6 zu der von 6—15 wie 21,3 : 11,3. Es wären also aus diesen ersten Lebensklassen allein nicht 64, sondern 120,5 erkrankt. Die Vertheilung der beiden Klassen auf 100 beträgt 45,3 jüngere zu 54,7 älteren Kindern. Demnach wären unter 1000 Kindern statt der 64 älteren deren 54,6 erkrankte der jüngeren Klasse und 35 ältere Kinder, zusammen 89,6 zu erwarten.

Von 100 der Ansteckung ausgesetzten Geschwistern diphtheriekranker Kinder im Alter von 0—15 Jahren würde man also die Erkrankung von 9 erwarten dürfen.

Dieselbe Berechnung für Scharlach angestellt ergiebt die Zahl 19,1 auf 100.

Es wäre noch eine zweite Umrechnung vorzunehmen nöthig, nämlich die Berechnung mit Ausschluss der schon Durchseuchten, derjenigen, welche die Krankheit schon einmal überstanden haben; diese Frage muss aber späteren Betrachtungen vorbehalten bleiben.

Die so berechnete Zahl, welche für Diphtherie 9 %, für Scharlach 19,1 % betrug, gilt natürlich nur für das Jahr 1885; sie würde für eine andere Intensität der Epidemie wahrscheinlich etwas anders lauten; immerhin giebt die erhaltene Zahl einen ungefähren Anhalt. Legt man diese Zahl der Gesammtbevölkerung von 0—15 Jahren zu Grunde, so würde man für Diphtherie schliessen, dass jedes Kind, bis es dieses Alter erreicht, ungefähr $2^1/_2$ mal mit dem Kontagium dieser Krankheit in Berührung kommt. Ich betone ausdrücklich, dass es mir hier vor Allem mehr darauf ankam, eine neue Methode anzugeben und deren Bedeutung für Schlussfolgerungen zu zeigen; nicht aber bei diesem ersten Versuch schon zahlenmässig absolut einwandsfreie Daten geliefert zu haben. Dazu hätte ich eines zuverlässigeren Materials bedurft, als mir zu Gebote stand. Es ist nun die Feststellung dieser Grösse von wesentlicher Bedeutung für den Charakter einer endemischen Erkrankung und für die Bestimmung der Durchseuchung. Ich werde sie daher später unter dem besonderen Namen des Kontagionsindex benutzen.

Für die Beurtheilung der Immunisirungsversuche durch das Behring'sche Serum spielt diese Zahl noch eine gewisse Rolle. Wenn der Kontagionsindex für ein Jahr und eine Stadt 9 % betrug, so wird erst, wenn bei sehr ausgedehnten Immunisirungserfahrungen das Ergebniss weit unter diesem Procentsatz liegt, von einer immunisirenden Wirkung des Verfahrens gesprochen werden dürfen; wenn aber z. B., um nur einen Autor zu nennen, Springorum[1]) 105 Kinder immunisirte, meist Geschwister solcher Kinder, die wegen Diphtherie Aufnahme im Krankenhause gefunden hatten, und wenn von diesen Kindern nachträglich 14, also 13% erkrankten, so ist aus diesen Zahlen eine schützende Wirkung des Verfahrens nicht abzuleiten.

---

1) Münch. med. Wochschr. 1895 No. 31/32.

V. Erworbene Immunität.

Unter den von mir beobachteten Fällen von Diphtherie des Jahres 1885 fanden sich zwischen 20 und 30, welche in demselben Jahre mit mehrmonatlichen Pausen zweimal als diphtheriekrank gemeldet waren. Drei von diesen Fällen waren in den ersten Monaten des Jahres als erkrankt und in späteren Monaten als von Neuem erkrankt und diesmal gestorben gemeldet. Von diesen Fällen erwähne ich als Beispiel:

Martha Sch. 5 J. erkrankt 20. 3. O
wiedererkrankt 23. 10. †

Ich habe im Ganzen auf diese Fälle keinen besonderen Werth gelegt, eingedenk der Worte von Henoch, dass oft die häufig recidivirende Angina follicularis Anlass zu der Annahme von Diphtherie-Reinfektion gäbe und dass gerade bei Wiederholung von Mandelaffektionen mit Belag Vorsicht in der Diagnose geboten sei.

Aber immerhin giebt diese Beobachtung Gelegenheit, der gesammten Frage von der erworbenen Immunität, speciell bei Diphtherie, dann aber überhaupt bei Infektionskrankheiten näher zu treten.

Ueber den Eintritt von Immunität bei Diphtherie durch Ueberstehen der Erkrankung gehen die Ansichten vielfach auseinander. Baginsky sagt in seinem Werke über „Serumtherapie“, man habe Neigung, die Diphtherie zur Gruppe derjenigen Erkrankungen zu rechnen, welche gern wiederkehrten, und im gewissen Sinne treffe das zu. Thatsächlich erkrankten Kinder, die einmal Diphtherie überstanden haben, nicht selten wieder an Diphtherie. Sonach müsse zugegeben werden, dass eine volle Immunisirung gegen die diphtherische Erkrankung, analog etwa derjenigen, welche durch die Vaccination gegen Variola geschaffen werde, bei Diphtherie völlig ausgeschlossen erscheine. Indess müsse man, wenn man sorgfältig beobachte, zugeben, dass das einmalige Ueberstehen einer ernsten Erkrankung an Diphtherie im Allgemeinen vor einer nochmaligen schweren Erkrankung Schutz gewähre, wobei auf das „schwere" der Ton zu legen sei, weil leichtere Attaquen sich häufig wiederholten.

Ich selbst habe während der letzten zehn Jahre, soweit meine Erinnerung nicht täuscht, nur zweimal Gelegenheit gehabt, mehrfache Fälle von stärkerer Diphtherie bei denselben Kindern zu behandeln; im ersten Falle lag ein Jahr, im zweiten 6 Jahre zwischen beiden Erkrankungen.

Die alten, schon vor Jahrtausenden bei Variola gemachten Erfahrungen der künstlichen Immunisirung beruhten auf der empirisch gewonnenen Thatsache, dass das einmalige Ueberstehen der Pocken vor einer wiederholten Erkrankung an denselben schütze. Später wurde dann der Satz auf die Mehrzahl der Infektionskrankheiten ausgedehnt. Die Ueberzeugung von der durch Ueberstehen einer Infektionskrankheit erworbenen Immunität, welche absolut sei und während des ganzen Lebens anhalte, ist einer der allgemeinsten und wichtigsten Sätze der Pathologie geworden. Er bildet die unangefochtene Grundlage aller modernen Bestrebungen zur specifischen Heilung der bakteriellen Krankheiten, da mit diesen Bestrebungen derjenige Weg betreten sei, welchen uns die Natur selbst gewiesen habe. Die Lehre von der durch Ueberstehen der Krankheit erworbenen Immunität ist für die Mehrzahl der infektiösen Krankheiten zum Dogma geworden, dessen besondere Begründung nicht mehr besonders verlangt wird.

Die Erkenntniss dieses Zusammenhanges war offenbar nur auf zwei Wegen möglich. Der erste Weg war der der klinischen Erfahrung, nach welcher Angehörige von Patienten einer dieser Krankheiten, welche dem Charakter derselben entsprechend eine grosse Wahrscheinlichkeit durch Ansteckung zu erkranken hatten, dennoch freiblieben, sofern sie schon einmal diese oder eine ähnliche Krankheit überstanden hatten. Auf diese Weise ist bekanntlich die Erkenntniss von der erworbenen Immunität durch die überstandene Variola und später durch die Vaccine entstanden.

Dieser Weg ist sonst allenfalls noch gangbar bei so allgemein verbreiteten und kontagiösen Krankheiten wie Masern oder Stickhusten, und bei Masern finden wir ja auch die Erwähnung von zweimaliger Erkrankung als Ausnahme gar nicht so selten in der Litteratur. Es ist mir aber schwer verständlich, wie bei Krankheiten mit nicht allgemeiner oder sogar verhältnissmässig geringer Disposition zu erkranken, wie Scharlach oder Diphtherie, dieser klinische Beweis geliefert werden soll. Der Fall, dass ein Kind nach Ueberstehen von Diphtherie oder Scharlach einige Jahre später in so enge Berührung mit Diphtheriekranken kommt, dass seine Ansteckung zu befürchten, wird genau so häufig oder so selten sein, wie das bei Pocken der Fall gewesen; wie will man aber, die Richtigkeit selbst der erworbenen Immunität vorausgesetzt, auch beweisen, dass das Kind nicht von selbst, sondern auf Grund der vorausgegangenen Erkrankung freigeblieben sei!

Der zweite Weg ist der der scharfsinnigen Kombinationsgabe des vielbeschäftigten Arztes, dem es auffiel, dass er trotz seines umfangreichen Materials z. B. niemals beobachtete, wie der Abdominaltyphus einen Menschen zweimal befallen habe. Die Analogie mit anderen Infektionskrankheiten sprach an sich für diese Thatsache; die Behauptung eines Kranken, etwa schon vor 10 Jahren dieselbe Krankheit gehabt zu haben, konnte auf einem diagnostischen Irrthum beruhen.

Ich habe stets den Scharfblick derjenigen Männer bewundert, denen es gelang herauszufinden, dass man von Herpes zoster nur einmal im Leben befallen wird, eine Regel, welche selbst Kaposi durch ihm bekannt gewordene Ausnahmen nicht als erschüttert ansieht.

Hier kann die Feststellung der Thatsache auf keinem anderen Wege zu Stande gekommen sein, als durch das oben gekennzeichnete Schätzungsverfahren.

Man kann aber nicht vorsichtig genug sein gegenüber Schlussfolgerungen, welche sich blos auf die Sinneseindrücke des Menschen oder gar nur auf sein Gedächtniss stützen.

Zur Lösung dieser Fragen giebt es nur einen beweisenden Weg, der aber meines Wissens noch niemals betreten worden ist. Man muss die Wahrscheinlichkeit berechnen, welche ein von einer Krankheit Genesener hat, unter den gleichen Bedingungen in einem bestimmten Zeitraum ein zweites Mal zu erkranken. Entspricht die Zahl der Zweiterkrankungen der berechneten Grösse, so ist der Einfluss der Krankheit auf die Wiedererkrankung gleich Null; ist die Erfahrungszahl erheblich grösser, so disponirt die überstandene Krankheit zur Wiedererkrankung. Und nur wenn erfahrungsgemäss die Zahl der angeblich Wiedererkrankten sehr gering, die Wahrscheinlichkeit wieder zu erkranken aber im Vergleich hierzu beträchtlich genug ist, darf man von einer durch Ueberstehen erworbenen Immunität sprechen.

Die Zahl einer bestimmten Summe von Jahresklassen, die für eine besondere Krankheit disponirt, sei A, zusammengesetzt aus n Jahresklassen der Lebenden je eines Jahres. Die Zahl der Angehörigen einer jeden Jahresklasse fällt vom 0ten bis n ten Lebensjahre um eine bestimmte Grösse, deren Höhe durch die Sterblichkeits- und Ueberlebenstafel des Jahres gegeben ist, sie bildet also eine fallende arithmetische Reihe von unregelmässiger Differenz, deren Grösse aus der Sterbetafel zu ersehen ist. So bedeute z. B. A die Zahl der Lebenden von 0 bis ausschliesslich 15 Jahren in Berlin im Jahre 1885 = 374 028 Kinder. n ist also gleich 15. Die Zahl der Angehörigen einer jeden Altersstufe sinkt von Jahr zu Jahr durch Todesfälle, so dass z. B. einer Zahl von 32 747 Kindern von 0—1 Jahr eine solche von 20 392 mit vollendetem 15. Lebensjahr 1885 gegenüberstand. Die Neigung zu erkranken sinkt oder steigt von Jahr zu Jahr jeder Altersstufe für verschiedene Krankheiten verschieden. Die Zahl der Erkrankungen an irgend einer Krankheit für die Altersgruppe A sei b, von welchen c starben, dann ist die Wahrscheinlichkeit zu erkranken $\frac{b}{A}$, diejenige zu sterben $\frac{c}{A}$. Setzen wir nun voraus, dass das Verhältniss b und c zu A während der n Jahre konstant gewesen sei, d. h. dass die Intensität der Epidemie während dieses Zeitraumes gleich hoch geblieben sei, so können wir diese in der Praxis nicht vorhandene Bedingung dadurch herstellen, dass wir für b und c den n-jährigen Durchschnitt setzen.

Die gestellte Frage zerfällt nun in zwei getrennt zu lösende Aufgaben. Erstens ist festzustellen, wie gross in einem Jahre die Zahl der wiederholten Erkrankungen und der bei der zweiten Erkrankung Gestorbenen unter Beziehung auf sämmtliche Lebende dieser Altersklasse ist. Zweitens ist festzustellen, wie gross die Wahrscheinlichkeit für eine bestimmte Anzahl Geborener ist, bis zur Erreichung eines bestimmten

Lebensalters zweimal an demselben Leiden zu erkranken oder bei der zweiten Erkrankung zu sterben. Die erforderlichen Daten sind alle vorhanden.

Für die Lösung der ersten Frage kommen nicht A Menschen in Betracht, sondern 2 A. Denn zu Beginn des zu untersuchenden Zeitraums sind schon n Altersstufen der Lebenden von 0 bis n—1 Jahren vorhanden, von denen die erste schon n—1 Jahre alt ist, im nächsten Jahr ausscheidet, die zweite nach 2 Jahren austritt und so fort; hierfür tritt immer eine neue Altersstufe, im Ganzen bei Beendigung der Untersuchung n solche Klassen ein, die zusammen A ergeben.

Die Zahl sämmtlicher Doppelerkrankungen in x Jahren ergiebt sich durch einfache Proportion; da von 2 A Menschen n b erkrankten und n c starben, so müssen die übrig gebliebenen schon einmal Erkrankten n (b—c) in gleichem Verhältniss in n Jahren erkranken oder dann sterben.

$$2\,A : n\,b = n\,(b - c) : x, \quad x = \frac{n^2\,b\,(b - c)}{2\,A}$$

$$2\,A : n\,c = n\,(b - c) : y, \quad y = \frac{n^2\,c\,(b - c)}{2\,A}$$

In einem Jahre haben x und y den Werth des n^{ten} Theiles.

Nun begeht man bei der Rechnung mit A einen Fehler, weil A nicht konstant ist; es wächst nicht blos durch Ueberschuss der Geburten über die Todesfälle, sondern auch durch den unkontrollirbaren Ueberschuss der Zuzüge über die Abzüge. Man thut daher besser, A durch a und u zu ersetzen, nämlich durch die Zahl der zu Anfang der Periode Geborenen und der nach der Sterbetafel nach n Jahren noch Lebenden.

Nach der Formel der arithmetischen Reihe ist $A = \frac{a + u}{2}\,n$.

Es wäre danach für n Jahre

$$x = \frac{n^2\,b\,(b - c)}{a + u\,.\,n} = \frac{n\,b\,(b - c)}{a + u}$$

$$y = \frac{n\,c\,(b - c)}{a + u}$$

und für ein Jahr

$$x = \frac{b\,(b - c)}{a + u}\,; \; y = \frac{c\,(b - c)}{a + u} \quad . \; . \; . \; . \; . \; . \quad \text{I.}$$

Das Wegfallen des Werthes von n beseitigt den Faktor der Zeitdauer nicht, denn er ist ja noch in dem Verhältniss von a und u enthalten.

Zur Lösung der Aufgabe II geht man von vornherein von der Altersstufe aus, deren Angehörige im Anfang der Periode a, am Ende derselben u, im Durchschnitt also $\frac{a+u}{2}$ betragen. Dieselben machen Jahr für Jahr mit steigender Altersstufe der Reihe nach diejenige Zahl der Erkrankungen durch, welche in 2 A auf die n Altersstufen gleichzeitig in einem Jahre fallen, also in n Jahren den nmaligen Durchschnitt von b und c. Die Zahl der Doppelerkrankungen für eine Altersperiode verhält sich zu b—c wie b und c zu $\frac{a+u}{2}$,

Wahrscheinlichkeit der Doppelerkrankungen

$$\text{nach n Jahre} = \frac{b\,(b-c)}{(a+u)^2} \quad \ldots\ldots \quad \text{II.}$$

Wahrscheinlichkeit der hierbei eingetretenen

$$\text{Todesfälle} = \frac{c\,(b-c)}{(a+u)^2} = \frac{c\,(b-c)}{(a+u)^2}.$$

Um die Wahrscheinlichkeit der Doppelerkrankungen zu ermitteln, welche nicht am Ende der Periode die ganze Altersklasse betrafen, sondern in jedem Jahre einzeln auf dieselbe fielen, darf man nicht das Ergebniss einfach mit n theilen; denn die Wahrscheinlichkeit ist für jedes Jahr verschieden und wächst natürlich mit dem Alter; sie erreicht am Ende des Zeitabschnittes die grösste Höhe, war das Jahr vorher $\frac{n-1}{n}$ kleiner und sofort, am Anfang der Periode = 0.

Man erhält, wie man sieht, leicht die Formel I aus der Formel II, indem man diese mit a + u multiplicirt und umgekehrt. Aber noch ist die Formel nicht ganz richtig. Denn es ist nicht beobachtet worden, dass in n Jahren die Bevölkerung regelmässig gewachsen ist, und zwar, wenn bei normalen Wachsthumsverhältnissen die Zunahme p % der Anfangsgrösse beträgt, in n Jahren um den Durchschnittswerth = $\left(1+\frac{p}{100}\right)^n$; der Nenner wäre also noch mit dieser Zahl resp. mit dem

Quadrat $\left(1+\frac{p}{100}\right)^{2n}$ in den Formeln zu multipliciren gewesen. Aber aus dem Folgenden wird hervorgehen, dass es schon aus anderen Gründen sich um Maximalwerthe handelt, dass aber die Zahlen, welche man erhält, schon an sich sehr klein sind. Im Interesse der einfacheren Rechnung habe ich daher hier diesen Faktor absichtlich vernachlässigt.

Wenn wir nun diese Formeln auf Diphtherie und Scharlach in Berlin anwenden, so ergiebt sich Folgendes:

Von 1000 im Jahre 1875 geborenen Kindern hatten nach der Sterblichkeitstafel rund 500 die Wahrscheinlichkeit, das 15. Lebensjahr zu beenden. Es wurden 1875 in Berlin 43 739 Kinder geboren, von welchen Anfangs 1890 also noch rund 21 800 lebten; das arithmetische Mittel beider Zahlen $=\frac{a+u}{2}$ betrug also 32 700. Die durchschnittliche Zahl der Erkrankungen an Diphtherie und Scharlach in diesem Zeitraum betrug 5260 bzw. 2869, die durchschnittliche jährliche Zahl der Todesfälle c war 1664 bzw. 607.

Trägt man diese Werthe in Formel II ein, so erhält man die Wahrscheinlichkeit für ein Kind, bis zur Erreichung des 15. Lebensjahres an Diphtherie zu sterben = 0,0045; diejenige bei dieser zweiten Erkrankung zu sterben = 0,0015. Von 1000 Kindern, welche das 15. Lebensjahr erreicht, hatten in diesem Zeitraum in Berlin 4—5 die Wahrscheinlichkeit, zweimal an Diphtherie zu erkranken und nur 1—2 die Wahrscheinlichkeit, hierbei zu sterben. Von 1000 Kindern hatten 1—2 die Erwartung, bis zu diesem Lebensalter zweimal Scharlach zu bekommen und nur 0,3 hierbei zu sterben.

Will man nun die durchschnittliche Zahl der Doppelerkrankungen in jedem Einzeljahre dieses Zeitraumes feststellen, so braucht man sich nur zu erinnern, dass der Werth von Formel II nur mit a + u multiplicirt, d. h. auf den Durchschnitt der Lebenden bezogen, den Werth der Formel I für ein Jahr ergiebt. Man braucht also die obigen Wahrscheinlichkeitswerthe nur statt auf 1000 auf die Zahl 65 400 beziehen, so erhält man die durchschnittliche Zahl der Wiedererkrankungen im Jahre.

Nach Ausführung dieser Rechnung finden wir, dass die

durchschnittliche Zahl für den gewählten Zeitraum und für Berlin betragen würde:

Wiedererkrankungen an Diphtherie 294, dabei Todesfälle 94,
Wiedererkrankungen an Scharlach 94, dabei Todesfälle 22.

Die Zahlen für Diphtherie erscheinen hoch; man erinnere sich aber, dass es sich um eine Millionenstadt handelt; denkt man sich die Zahl der Fälle auf sämmtliche Aerzte Berlins vertheilt, so bekäme ein jeder Arzt alle 10 Jahre kaum zwei Fälle von Wiedererkrankung an Diphtherie zur Kenntniss. In einer Stadt von der Grösse z. B. von Frankfurt a./M. würden alle Jahr etwa 30 solche Fälle sich ereignen. Es ist mir nicht zweifelhaft, dass für Diphtherie die Berechnung mit der Wirklichkeit übereinstimmt. Ob es sich für Scharlach ebenso verhält, bin ich auf Grund eigener Erfahrungen nicht im Stande zu entscheiden; hier müsste durch genauere Ausübung der Meldepflicht die Berechnung zuverlässigere Zahlen voraussetzen; auch müssten beglaubigte Mittheilungen über die bei Scharlach beobachteten Wiedererkrankungen gesammelt, geprüft und mit der Einwohnerzahl verglichen werden. Immerhin muss man bedenken, dass selbst auf eine Stadt von 100000 Einwohnern nach obiger Berechnung, wenn sie auch Maximalwerthe ergiebt, doch noch 6 bis 8 Scharlachwiedererkrankungen im Jahre kommen und selbst diese Zahl scheint mir etwas hoch für Scharlach, so dass ich für diese Krankheit von Schlüssen aus der Berechnung durchaus absehe.

Für die Ergebnisse der Berechnung in der Bedeutung als Maximalwerthe ist schon früher angeführt worden, dass der Faktor der Bevölkerungszunahme, welche in der Formel als Divisor auftritt, nicht berücksichtigt worden ist.

Es kommen aber in praxi noch zwei Faktoren hinzu, um die erhaltenen Zahlen herabzusetzen. Erstens bleibt die Disposition nicht mit zunehmendem Alter gleich, sondern nimmt für Diphtherie und Scharlach ab, zweitens aber ist zu berücksichtigen, dass wenigstens für Diphtherie grade die für die Erkrankung am meisten disponirten Elemente Jahr für Jahr doch durch den so häufigen Tod beseitigt worden sind, dass demnach die Jahr für Jahr von Neuem der Krankheit Ausgesetzten hierdurch in ihrer Zusammensetzung immer resistenter geworden sind.

Ich habe nun noch für Typhus abdominalis in Berlin, eine Krankheit, deren Ueberstehen ebenfalls gegen die Wiedererkrankung schützen soll, an der Hand der Zahlen, so weit sie vorhanden sind, eine Annäherungsberechnung angestellt.

Die Aufgabe lautet nach Formel II, wie gross für die bis zum Jahre 1920 vorhandene Bevölkerung im Lebensalter von 0—40 Jahren die Wahrscheinlichkeit ist, zweimal an Abdominaltyphus zu erkranken, oder bei der zweiten Erkrankung zu sterben.

Die Zahl der Geburten im Jahre 1880 betrug 45 875; nach der Sterblichkeitstafel für 1880 hatten die Erwartung, nach 40 Jahren zu leben, noch 397,3 auf 1000; $\frac{a+u}{2}$ ist also gleich rund 32 000. In den Jahren 1880—1892 erkrankten durchschnittlich jährlich 1377 an Abdominaltyphus, es starben durchschnittlich 255. Die Wahrscheinlichkeit, zum zweiten Male zu erkranken, ist also nach der Rechnung gleich 4 auf 10 000, diejenige, beim zweiten Male zu sterben, noch nicht 1 auf 10 000. Berechnet man nun nach Formel I die Zahl der Doppelerkrankungen und der hierbei vorkommenden Todesfälle, welche man in jenem Zeitraum jährlich für Typhus abdominalis zu erwarten hätte, so ergeben sich die Zahlen 24 und 4,5. Unter den Typhusfällen eines jeden Jahres, welche fast die Zahl 1500 erreichen, werden also nur etwa 24 jährlich zu erwarten sein, welche schon einmal, vielleicht vor Jahrzehnten, die gleiche Krankheit überstanden haben. Es wird also selbst in Berlin zu den äussersten Seltenheiten gehören, dass gerade ein einziger Arzt im Verlaufe von Jahren mehrere solcher Fälle sieht, denn ein solcher Fall kommt noch nicht auf zwei von hundert Berliner Aerzten im Jahre. Man kann es demnach keinem Arzte verdenken, wenn er bei der Erhebung der Anamnese die Angabe einer vorausgegangenen Erkrankung an Typhus als einen diagnostischen Irrthum bezweifelt.

Für Herpes zoster wird die Sachlage keine andere sein; das Verhältniss der Erkrankung zur Zahl der vorhandenen Bevölkerung ist ein so geringes, dass wahrscheinlich in der Regel die Dauer eines Menschenlebens nicht ausreicht, um die Bedingungen für die Wahrscheinlichkeit einer Zweiterkrankung abzugeben.

Sehr interessant wäre die Verfolgung der gleichen Verhältnisse für die Masern, deren Ausbreitung eine so grosse ist, dass bis zum 15. Lebensjahre nahezu alle Lebenden von der Krankheit befallen werden. Leider gestattet die Ungenauigkeit der vorhandenen Zahlen auch nicht mit einiger Annäherung die Berechnung anzustellen; auch ist es unmöglich, ein Urtheil über die Zahl der gar nicht so seltenen Mehrerkrankungen an Masern zu gewinnen.

Für Scharlach, wie für Masern, lasse ich also die Frage der erworbenen Immunität in Folge überstandener Erkrankung durchaus offen; für Diphtherie und Abdominaltyphus aber bin ich auf Grund der Berechnung genöthigt, sie zu bestreiten. Es giebt überhaupt kein allgemeines Gesetz, nach welchem die Ueberstehung einer Infektionskrankheit gegen die Neuerkrankung specifisch schützt; ein solches ist nur durch ungenaue Beobachtungsmethoden und durch die geringe Wahrscheinlichkeit des Eintritts von Neuerkrankungen bei manchen Infektionskrankheiten vorgetäuscht.

Trotz dessen ist für einzelne Infektionskrankheiten eine durch überstandene Krankheit erworbene geringere Empfänglichkeit durchaus möglich und verständlich, und es ist natürlich nicht anzunehmen, dass die mehr als tausendjährige Beobachtung nur auf Urtheilstäuschung beruht, wenn auch ihre unserem Zeitalter vorbehaltene Verallgemeinerung falsch ist. Für Pocken, über welche die jetzige Generation keine eigenen Erfahrungen hat, bezweifle ich keinen Augenblick das Gesetz; bei Stickhusten kann man die Beobachtung oft genug selbst anstellen, dass ein Kind, welches diese Krankheit überstanden, trotz der starken Kontagiosität ungestraft mit seinen Geschwistern verkehren kann, die einige Jahre später die Krankheit erwarben. Aber man wird für das Verständniss dieser Erscheinung auf andere Ursachen zurückgreifen müssen, die mit irgend einer specifischen Immunisirung nicht das mindeste zu thun haben. Man wird sich der Theorie von C. L. Schleich erinnern müssen, welche er in unserer vorjährigen Brochüre mit theoretischen und experimentellen Gründen gestützt hat. Nach dieser Theorie können die durch einen Krankheitsvorgang erzeugten anatomischen Veränderungen der Eingangspforte einer infektiösen Erkrankung die spätere Infektion unmöglich machen. Man denke an die starken narbigen Veränderungen, welche die Pockenerkrankung an der Haut und den hauptsächlich als Eingangspforte funktionirenden Schleimhäuten hervorruft, um die ausbleibende Reinfektion an Pocken auch ohne mystische specifische Immunisirung der „Säfte" des Organismus erklärlich zu finden. Ueber Scharlach finden sich die bezüglichen Gesichtspunkte in dem Aufsatz von Schleich und demjenigen von C. Bruner über Wundscharlach[1]).

Eine wesentliche Stütze findet meine Schlussfolgerung noch durch eine litterarische Zusammenstellung von Maiselis[2]). Der Verfasser hat sich der grossen Arbeit unterzogen, aus der Litteratur der letzten Jahrzehnte alle Mittheilungen über Wiedererkrankungen an Infektionskrankheiten zusammenzustellen und trägt hierbei zusammen:

für	Pocken	536 Fälle
-	Scharlach	154 -
-	Masern	106 -
-	Abdominaltyphus	209 -
-	Cholera	34 -

Er erwähnt hierbei eine briefliche Mittheilung von Rumpf, nach welcher in Hamburg eine Reihe wiederholter Erkrankungen an Cholera in der letzten Epidemie beobachtet worden sei. Die aus der Litteratur zusammengestellten Belege sind aber doch nur solche Fälle, deren Beobachter die Veröffentlichung für wichtig genug hielten, und mit Recht betont Maiselis, dass wahrscheinlich viele Fälle wiederholten Erkrankens an derselben Infektion wegen des Vorurtheils gegen eine solche Annahme überhaupt nicht zur Kenntniss gelangt seien und dass das wiederholte Erkranken durchaus nicht zu den Seltenheiten gehöre.

Natürlich giebt es ganz unabhängig von der hypothetischen Immunisirung durch das einmalige Ueberstehen der Krankheit eine Anpassung an Endemieen, wie wir sie in der angeborenen Immunität ganzer Völker, namentlich in den Tropen, gegenüber Seuchen finden, welchen die Eingewanderten erliegen.

---

1) Berl. klin. Wch. 1895.

2) Virchow's Arch. 137.

Ich vermuthe, dass meine rechnerischen Schlussfolgerungen, deren erste Ausführung ich für einen Versuch mit nur annähernden Ergebnissen erkläre, von vornherein Misstrauen begegnen werden und ich gebe daher zum leichteren Verständniss zum Schluss einen Vergleich aus dem praktischen Leben.

Angenommen es bestände eine Lotterie von einer Million Loosen, in welcher jahraus jahrein 2500 Gewinne gezogen würden und zwar 2000 kleine und 500 grössere. Es ist Bedingung, dass der Gewinner eines der 500 höheren Loose ein für alle Mal ausscheidet. Wie gross ist die Wahrscheinlichkeit für einen Spieler, welcher zu einem bestimmten Zeitpunkt eintritt, im Verlauf der folgenden 40 Jahre ein zweites Mal zu gewinnen und im Besonderen hierbei einen der 500 grösseren Gewinne zu ziehen?

Die Lotterie geht beständig weiter, der Zeitraum von 40 Jahren und sein Beginn ist willkürlich herausgegriffen. Die Zahl der Million Loosebesitzer ist während dieses Zeitraums nicht einheitlich, sondern jedes Jahr scheiden durchschnittlich 25000 aus, welche 40 Jahre gespielt haben, und treten durchschnittlich 25000 neu ein, welche noch nie mitgespielt haben. Es sind also bis zum Schluss der Berechnung 2 Millionen Spieler an der Million Loose betheiligt. Die Aufgabe, die Aussichten des mehrfachen Gewinnes während 40 Jahren zu bestimmen, wird hierbei unter Bezugnahme auf die ganze Zahl der Spieler schwierig, denn diese Zahl ist ungleich zusammengesetzt; in ihr befindet sich ein Vierzigstel, welches noch keine Ziehung mitgemacht, ein zweites, welches erst eine, ein drittes, welches zwei mitgemacht und sofort bis zum letzten, welches schon 39 Ziehungen hinter sich hat.

Man wird die Rechnung daher auf ein ideales Vierzigstel beziehen, welches durch alle 40 Jahre gleichmässig und beständig hindurchgeht; dieser Bruchtheil kann natürlich keine höheren Gewinnaussichten haben als die Gesammtheit der Spieler; man kann ihm daher auch nur den 40. Theil der Gesammtgewinne zurechnen also halb soviel als in einem Jahre für alle 40 Gruppen gezogen werden.

Bei 2500 Loosen, welche in 40 Jahren gezogen werden, wird in diesem Zeitraum von 50000 Spielern jeder 20. gewinnen, jeder 100. einen grossen Gewinn machen und ausscheiden; es sind also 2000 weiter spielende Gewinner mit der gleichen Aussicht auf Gewinn; von diesen werden also bei gleicher Wahrscheinlichkeit noch 100 überhaupt gewinnen und 20 einen hohen Gewinn machen. Die Wahrscheinlichkeit, zweimal zu gewinnen, ist 0,002, diejenige, beim zweiten Gewinn einen grossen Treffer zu machen 0,0004. Es werden also jedes Jahr nur 100 Gewinne unter der Zahl von 1 Million Loosen sein, welche auf frühere Gewinner entfallen, und nur 20 Loose, welche hierbei hohe Gewinne enthalten.

Jeder wird hieraus folgern, dass die Gewinnaussichten wegen der kleinen Zahl der Gewinne sehr gering sind; es wird aber Keiner den Schluss ziehen, dass die einmalige Erlangung eines Gewinnes dieser Lotterie gegen eine nochmalige Gewinnaussicht immunisire und dass die wenigen Fälle mehrfachen Gewinnes merkwürdige Ausnahmen dieses Gesetzes seien.

Mein Schluss entzieht der Behauptung jeden Boden, nach welcher die modernen specifischen Heilmethoden der Infektionskrankheiten eine Nachahmung derjenigen gesetzmässigen Heilbestrebungen seien, welche die Natur selbst befolge. Ich bin deshalb auf Widerspruch gefasst. Für jede Bekämpfung meiner Aufstellungen mit Gründen werde ich aufrichtig dankbar sein, denn durch die Erörterung derselben kann die Erkenntniss der Wahrheit nur gewinnen.

VI. Durchseuchung und Anpassung an Seuchen.

Die im vorigen Abschnitt ausgeführten Betrachtungen sollten nur als die ersten Versuche gelten, die Anwendung der Rechnung als eines methodischen Hülfsmittels für die Erkennung des Verhaltens der epidemischen Krankheiten heranzuziehen.

Ich habe daher auf die Gewinnung von Maximalzahlen Werth gelegt und ausdrücklich erklärt, dass ich eine Anzahl maassgebender, die Zahl verringernder Faktoren nicht in die Rechnung hineingezogen habe. Da sich trotzdem für Diphtherie und Abdominaltyphus Annäherungswerthe ergeben haben, welche selbst für die grosse Einwohnerzahl von Berlin so niedrig waren, dass sie mit den in Wirklichkeit beobachteten Fällen übereinstimmen konnten, wie bei der Diphtherie oder, wie bei dem Abdominaltyphus, sich der Feststellung entziehen konnten, so hielt ich den Schluss für gerechtfertigt, dass für diese Krankheiten die Annahme der Immunität durch das einmalige Ueberstehen nicht begründet ist. — Ich halte das ganze Verfahren als einen Versuch, dessen genaue Durchführung für Masern, dann aber auch für Krankheiten, deren einmaliges Ueberstehen die Disposition erhöht, wie Pneumonie, Erysipel, Gelenkrheumatismus, beachtenswerthe Ergebnisse verheisst. Die Methode der mathematischen Betrachtung verspricht aber noch weitere Aufklärungen über das Verhalten der Infektionskrankheiten und namentlich über ihre Ausbreitung.

Die folgenden Ausführungen können vorläufig nur einige Hinweise geben; ich selbst habe zwar die Absicht, diese Fragen noch weiter zu verfolgen, würde aber natürlich erfreut sein, wenn dieselben auch von anderer Seite gleichzeitig in Angriff genommen werden sollten.

Es ist von Interesse festzustellen, welcher Bruchtheil einer bestimmten Altersklasse in den Jahren von der Geburt bis zur Erreichung eines gewissen Alters eine bestimmte Krankheit durchgemacht hat, welcher Bruchtheil also von ihr durchseucht worden ist.

Die Beantwortung dieser Frage ist nach dem Vorangegangenen sehr leicht.

Es sei A die Zahl der Lebenden einer bestimmten Altersklasse 0 bis n—1 Jahren; dieselbe besteht aus n Jahresklassen, deren jüngste p sei. Wir kennen aus der Statistik die Zahl der Fälle, welche von einer bestimmten Erkrankung auf jede Altersstufe fällt. Hier fällt auf p die Zahl der Erkrankungen des Alters von 0—1 Jahr. Im nächsten Jahr ist unter den Lebenden A_1 p unter Einbusse an Lebenden in die nächste Jahresstufe gerückt, deren Erkrankungszahl uns ebenfalls bekannt ist. Und so geht es von Jahr zu Jahr weiter. Nehmen wir die Zahl der Erkrankungen insgesammt und für jede Altersklasse gleich an, so macht also p in n Jahren alle die Stufen durch, welche auf die n Altersklassen von a in einem Jahre fallen; es kommen also auf p in n Jahren gerade soviel Erkrankungen, als auf A in einem Jahre. Da diese Zahl aber für n Jahre sich verändert, so können wir statt dessen den Durchschnitt aller Erkrankungen der n Lebensjahre in n Jahren setzen. Nun ist aber, wenn p das nte Jahr erreicht, seine Zahl durch Todesfälle verringert, unter welcher die Todesfälle an jener Krankheit schon inbegriffen sind; wir werden also nicht die Zahl der Erkrankungen, sondern die Differenz zwischen Erkrankungen und Todesfällen in Anrechnung zu bringen haben. Der Werth für p ist aus der Sterbetafel des Anfangsjahres zu entnehmen, um den unkontrolirbaren Einfluss der Ab- und Zuzüge auszuschliessen.

Die Durchseuchung einer Altersklasse durch eine bestimmte Krankheit bis zur Erreichung eines bestimmten Lebensalters n—1 kann also durch einen Bruch angegeben werden, dessen Zähler der Durchschnitt des Ueberschusses der Erkrankten über die Gestorbenen dieser Krankheit in den n Jahren ist; der Nenner ist die Zahl der nach n Jahren nach der Sterbetafel noch vorhandenen Ueberlebenden von den im Beginn der Berechnung Geborenen.

Für die im Jahre 1875 Geborenen ergiebt sich demnach auf Grund der auf S. 87 angegebenen Zahlen für Diphtherie die Durchseuchung bis zum 15. Lebensjahre 3596 : 21800, für Scharlach 2262 : 21800. Der Durchseuchungsquotient für Diphtherie betrug demnach 0,165, für Scharlach 0,104. Es hatten also von 1000 Kindern bei Erreichung des 15. Lebensjahres 165 Diphtherie überstanden, und 104 Scharlach. Für Scharlach dürfen wir wohl mit Recht die Richtigkeit dieser Zahl anzweifeln und können wieder einmal die Ungenauigkeit der Meldungen bedauern. Das wird noch deutlicher, wenn wir die gemeldeten Fälle von Masern in Rechnung ziehen. Danach sollen an Masern nur rund 250 von tausend Kindern bis zu dem Alter von 15 Jahren durchseucht worden sein, während es bekanntlich die überwiegende Mehrzahl ist.

Für Krankheiten, welche wie Masern, bis zu einem bestimmten Lebensalter die bei weitem grösste Mehrzahl der Lebenden befallen haben, für welche also der Durchseuchungsquotient = 1 oder nahezu = 1 wird, müssen wir eine Durchschnittshöhe der Erkrankungszahl erwarten, welche gleich der Zahl der durchschnittlich Lebenden einer Altersstufe ist, also $= \frac{a+u}{2}$ in der wiederholt angewendeten Bedeutung, dass a die Geburtsziffer, u die Zahl der nach n Jahren auf Grund der Sterbetafel noch Lebenden dieser Geborenen ist. Natürlich wird diese Zahl jährlichen Schwankungen unterliegen, und zwar in einem bestimmten Zeitabschnitt mehr oder weniger unter dieser Zahl liegen und dadurch eine Reihe disponirter Individuen freilassen; in einem späteren Abschnitt wird dann diese Zahl bedeutend überstiegen werden, weil wieder eine abnorm grosse Zahl disponirter, bisher noch nicht durchseuchter Individuen vorhanden ist, welche der Ausbreitung der Krankheit reichlichen Raum geben. Solche Schwankungen werden naturgemäss auch bei Krankheiten zu erwarten sein, deren Durchseuchungsquotient, wie bei Diphtherie, bedeutend unter dem Werthe Eins liegt; wir werden auch hier wellenförmige Bewegungen der Endemie zu erwarten haben. Es ist dies aus den thatsächlichen Beobachtungen zu schliessen, nach welchen diese endemisch auftretenden Krankheiten grosse periodische Intensitätsschwankungen aufweisen, deren Umfang, wie Oldendorff nachwies, so bedeutend ist, dass auf sie die gesetzmässige periodische Schwankung der Gesammtmortalität überhaupt zurückzuführen ist. Die

Dauer solcher Schwankungen muss aber wesentlich beeinflusst werden von der Grösse des früher erwähnten Kontagionsindex. Denn bei der Ausbreitung einer Endemie kann es nicht gleichgültig für den Zeitpunkt sein, in welchem die grösste Höhe der möglichen Durchseuchung erreicht wird, ob von 100 der Infektion Ausgesetzten 90 oder 50 oder 10 in der Zeiteinheit die Krankheit erwerben. Je nach der Höhe dieses Kontagionsindex wird die Ausbreitung schneller oder langsamer vor sich gehen und wir haben zu erwarten, dass die Wellen dieser endemischen Schwankungen sich auf einen grösseren oder geringeren Zeitraum ausdehnen, je nachdem der Kontagionsindex kleiner oder grösser ist. Es wäre dieser Schluss unberechtigt, wenn der Durchseuchungsquotient mit dem Kontagionsindex steigen oder fallen würde, wenn also eine langsamer sich ausbreitende Endemie schliesslich auch entsprechend weniger Menschen durchseucht. Das ist aber nicht der Fall, denn wir sahen, dass z. B. die Diphtherie mit ihrem geringeren Index nicht weniger Menschen bis zur Erreichung eines bestimmten Lebensalters durchseucht hat, als die Scarlatina mit doppelt so hohem Kontagionsindex; es müssen daher theoretisch für Diphtherie längere Endemiewellen erwartet werden als für Scharlach oder gar für Masern. Es wäre von grösstem Interesse, die Richtigkeit dieser theoretischen Voraussetzung an einem einwandsfreien Material einer kleineren Grossstadt mit unkomplicirten Verhältnissen zu prüfen; leider war ich selbst aus Mangel an brauchbarem Material vorläufig nicht in der Lage, eine genaue Untersuchung anzustellen.

Die Beziehungen der beiden Grössen Durchseuchungsquotient und Kontagionsindex zu der absoluten Grösse von p, der Zahl der in einem bestimmten Lebensalter noch vorhandenen Geborenen, gestattet nun noch einige weitere theoretische Schlüsse. Diese letzteren Betrachtungen geben die Möglichkeit, die Beziehungen der Grösse einer Bevölkerung zu der Art der Ausbreitung einer kontagiösen Krankheit verstehen zu lassen. Die beiden ersten Faktoren drücken ganz unabhängig von der absoluten Zahl einer Bevölkerung die Höhe der Durchseuchung und die Grösse der Kontagion aus. Sie sind allein beeinflusst durch den Charakter der Epidemie, können also mit den Veränderungen dieser Vorgänge ebenfalls Aenderungen erleiden. Wenn ich für diese Grössen Zahlen angegeben habe, so verwahre ich mich gegen die Annahme, dass ich behaupte, absolute Werthe gefunden zu haben; sie gelten nur für den untersuchten Zeitraum und Bezirk, obendrein mit der Einschränkung der Mangelhaftigkeit des Materiales. Beide Faktoren sind aber ihrem Wesen nach unabhängig von der Grösse und Einwohnerzahl des befallenen Bezirks. Wenn die Infektionskrankheit den gleichen Charakter hat, der ja von der Intensität des Erregers und der Disposition der Bewohner, nicht von deren Anzahl abhängt, so wird sie sich nach Durchseuchungsquotient und Kontagionsindex ausbreiten, ob ihr viele oder wenige disponirte Individuen gegenüberstehen. Wenn nun die Zahl der für die Erkrankung zu Gebote stehenden Individuen sehr klein ist, wie dies für kleine Städte und Dörfer der Fall, so wird der Zeitpunkt sehr bald erreicht sein, in welchem keine erkrankungsfähigen Individuen mehr vorhanden sind. Die von aussen eingeschleppte Epidemie wird schnell oder langsam je nach der Höhe des Kontagionsindex erlöschen und es wird einer neueren Einschleppung des Kontagiums und vor Allem einer neuen Ansammlung disponirter erkrankungsfähiger Individuen bedürfen, damit wieder eine neue Epidemie entsteht. Darüber können unter Umständen viele Jahre vergehen. In Bezirken von mittlerer Bewohnerschaft, in welchen sich die Zahl der durch die Verbreitungsweise der Seuche in einem bestimmten Zeitraum möglichen Erkrankungen der Zahl der disponirten Individuen nähert, werden die Wellenerhöhungen einer richtigen Epidemie gleichen, die Wellenthäler so geringe Zahlen ergeben, dass sie einem Erlöschen gleich kommen. Und nur in sehr grossen Einwohnerkomplexen, wie sie unsere Grossstädte und Weltstädte darstellen, wird die Zahl der Geburten die durch die Verbreitungsweise der Krankheit überhaupt mögliche Zahl der Erkrankungen so weit übertreffen, dass die Krankheit jahraus jahrein nicht durchseuchtes Material zur Ausbreitung findet; sie wird niemals erlöschen, sie ist endemisch geworden. Natürlich liegen in Wirklichkeit die Verhältnisse nicht so unkomplicirt, um auf dies einfache Schema zu passen. Vor allem muss man sich der bekannten epidemiologischen Thatsache erinnern, dass eine Bevölkerung, welche niemals oder seit langer Zeit nicht mit irgend einer

Infektionskrankheit in Berührung gekommen war, so dass selbst die ältere Generation nicht durchseucht ist, ausserordentlich viel schwerer reagirt, als eine Bevölkerung, welche beständig in Berührung mit ihr steht. Es finden sich hier also nicht nur verhältnissmässig mehr, sondern offenbar, was zu unterscheiden ist, auch stärker für die Krankheit veranlagte, weniger resistente Individuen. Die Grösse der Einwohnerzahl bleibt aber von entscheidender Bedeutung für die Art der Ausbreitung einer Seuche, ob sie als Epidemie oder Endemie auftritt. Es sind nun auch Seuchen theoretisch denkbar, bei welchen die für die Verbreitung entscheidenden Faktoren so hoch sind, dass selbst die Einwohnerzahl sehr grosser Städte dagegen verschwindet. So ist bei der Influenza der Durchseuchungsquotient so gross, dass er für die Zahl der Einwohner auch grösster Städte ausreicht; derjenige Faktor, welcher hier statt des Kontagionsindex auftritt, vermittelt eine so schnelle Verbreitung, dass in äusserst kurzer Zeit eine vollkommene Durchseuchung auf dem Dorfe wie in der Weltstadt hervorgerufen ist. Im Uebrigen bekundet die Influenza durch erhöhte Disposition zu Wiedererkrankungen eine gewisse Neigung, endemisch zu werden. Für die Cholera ist sicher der Durchseuchungsquotient keine erheblich grosse Zahl; statt des Kontagionsindex tritt hier ein Faktor auf, welcher ihn ersetzt, die explosionsartige Verbreitung der Krankheit auf viele Schichten der Bevölkerung, deren Intensität auch der grössten Bevölkerung gewachsen ist. Hier tritt aber noch ein ganz neuer Faktor hinzu, um das Erlöschen dieser an uns nicht angepassten Krankheit zu erklären. Wie man über die wesentlichen Vorgänge des Contagiums der Cholera denken mag, so muss man entweder ein schnelles Erlöschen der Disposition der befallenen Bevölkerung oder eine schnelle Abschwächung der Krankheitserreger aus dem Verhalten der Cholera-Epidemieen entnehmen.

Ein wichtiger Einwand gegen die Bedeutung der Grösse der Einwohnerzahl für den epidemischen oder endemischen Charakter einer Krankheit ist ein Hinweis auf meine eigenen Ausführungen. Nach denselben besteht für viele Infektionskrankheiten überhaupt kein Schutz durch einmaliges Ueberstehen, sondern diese Annahme ist nur durch die geringe Wahrscheinlichkeit eines solchen Ereignisses vorgetäuscht. Danach müssten die Ausführungen über das Erlöschen einer Epidemie falsch sein, denn auch die schon durchseuchten Individuen bieten ebenfalls immer neues Material. Ich kann diesem Einwand in seiner Allgemeinheit keine Berechtigung angesichts der wirklichen Verhältnisse zugestehen. Denn die bei diesen Krankheiten oft beträchtlich lang anhaltende Rekonvalescenz mit ihrer Reorganisation der Körpergewebe wird einen Theil der schon einmal Befallenen durch Fesselung ans Krankenzimmer dem Einfluss des Kontagiums ohne weiteres entziehen; einen anderen Theil aber wird die Rekonvalescenz auch ohne Annahme eines specifischen Immunisirungsschutzes für eine erneute Erkrankung irgend welcher Art so viel weniger geeignet machen, dass die Epidemie im kleinen Bezirk voraussichtlich früher erloschen ist als die durch die überstandene Krankheit erhöhte Ueberkompensation des Körpers gegen äussere schädliche Einflüsse. Ich gestehe aber zu, dass, wenn in mittleren Orten sich Epidemien länger hinziehen, als die Dauer dieses nicht specifischen Schutzes angenommen werden darf, auch unter den Durchseuchten eine der Wahrscheinlichkeit entsprechende Anzahl von Neuerkrankungen erwartet werden müsste, wie dies auch für die Cholera in Hamburg sich herausgestellt hat. Und gerade von der Prüfung der thatsächlichen Verhältnisse in solchen kleinen Bezirken erwarte ich eine Bestätigung oder Widerlegung meiner früher aufgestellten Theorien.

Noch eine letzte Deduktion lässt sich aus den Zahlenverhältnissen gewinnen, welche von nicht geringer Bedeutung ist. Wir sehen von Krankheiten, wie Masern, dass sie bei ihrem hohen Kontagionsindex bis zu einem bestimmten Lebensalter wenn nicht alle, so doch die überwiegende Mehrzahl aller dies Lebensalter erreichenden Geborenen durchseuchen. Wir müssen demnach für die Masern eine so hohe Erkrankungszahl annehmen, dass deren jährlicher Durchschnitt in einem gewissen Zeitraum und einer gewissen Bevölkerung gleich dem jährlichen Durchschnitt der Geburten ist, denn sonst müsste die Zahl der Durchseuchten abnehmen. Nebenbei sei hier bemerkt, dass wir nur bei solchen Krankheiten einen hohen Kontagionsindex oder hohen Durchseuchungsquotienten oder beides beobachten, welche verhältnissmässig gutartig sind. Wo dies der

Fall und die Krankheit doch bösartig wie bei Cholera, finden wir wenigstens ein schnelles Erlöschen, welches korrigirend wirkt. Wäre dies nicht der Fall, so würde das Menschengeschlecht schweren Schaden in seiner Vermehrung erleiden; man denke sich die gleiche Ausbreitungsfähigkeit der Masern, oder die gleiche Ansteckungsfähigkeit der Varicellen für Diphtherie oder Tuberkulose. Worin das Wesen der Gutartigkeit liegt, in dem Charakter der Krankheit oder der Anpassung der Gattung, bleibe dahingestellt.

Nun nimmt aber jede Bevölkerung gesetzmässig durch Ueberschuss der Geburten über die Todesfälle und viele Bevölkerungen ausserdem noch ungesetzmässig durch Ueberschuss der Zuzüge über die Abzüge zu. Trotzdem bleibt die Durchseuchung der Bevölkerung z. B. durch die Masern nach wie vor bestehen. Es folgt daraus, dass auch die Zunahme der Masern in einer wachsenden Bevölkerung nach derselben Formel geschehen muss, wie die der Bevölkerung. Man drückt die normale Zunahme einer Bevölkerung durch Ueberschuss der Lebenden über die Gestorbenen durch folgende Formel aus: $S = A\left(1 + \frac{p}{100}\right)^n$, wenn A die ursprüngliche Bevölkerung, S die Zahl der Einwohner nach n Jahren, $\frac{p}{100}$ den jährlichen normalen Procentsatz der Zunahme auf A bezogen bedeutet. Wenn also eine Bevölkerung von 100 000 Einwohnern jährlich um 5 % zunimmt, so ist in 10 Jahren

$$S = 100\,000\left(\frac{105}{100}\right)^{10}.$$

In demselben Procentsatz wie die Bevölkerung müssen also auch die Masern zunehmen, wenn z. B. die nach 10 Jahren Geborenen ebenso mit Erreichung des 15. Lebensjahres durchseucht sein sollen, wie die im Anfang der Beobachtung Geborenen.

Die Intensität einer Erkrankung berechnet man, indem man die Zahl der Erkrankungen auf die Zahl der Lebenden bezieht. Es ist hierbei falsch, mit der Gesammtzahl der Lebenden zu rechnen; richtiger, wenn man die Erkrankten jeder Altersstufe auf die Zahl der Lebenden dieses Alters bezieht und am richtigsten, wenn man mit Rücksicht auf die anormale Vertheilung der Altersklassen in vielen Grossstädten mit abnormem Zu- und Abzug für diese die aus Sterbetafeln berechnete Zahl der Angehörigen jeder Altersklasse zu Grunde legt.

Für Scharlach, Masern und Diphtherie kommt nur das Kindesalter von 0—15 Jahren in Betracht.

Für Masern wird das Verhältniss der Erkrankten zu den Einwohnern, in grösseren Zeiträumen gemessen, in Grossstädten konstant bleiben. Mit der Zunahme der Einwohner hält auch die Zunahme der Masern Schritt.

Für Diphtherie haben wir im letzten Jahrzehnt für viele Grossstädte eine Abnahme des Verhältnisses feststellen können, wie namentlich Heubner und Hecker betonen, welche beide übrigens die Zahl der Todesfälle auf die Zahl der Lebenden sämmtlicher Altersklassen beziehen.

Daraus ist vorläufig gar kein Schluss auf die Ursachen der Abnahme zu ziehen. Die absolute Zahl der Diphtherieerkrankungen kann abgenommen haben oder sie kann konstant geblieben sein; in diesem Falle würde ein Schluss auf Aenderung ihres Charakters oder auf die Wirkung von direkten oder indirekten Abwehrmaassregeln berechtigt sein. Ferner kann aber die Diphtherie vielleicht zugenommen haben, etwa um 1% oder 1½%, was nach obiger Zinseszinsformel festzustellen wäre; der Charakter ihrer endemischen Verbreitungsweise hat sich in keiner Weise geändert; die Eigenschaften der Krankheit gestatten vielleicht überhaupt nur eine durchschnittliche Zunahme um diesen Bruchtheil; die Zahl der Einwohner dagegen ist um 2 oder 2½% gestiegen; eine günstige Aenderung des Verhältnisses zwischen Lebenden und Erkrankten ist in diesem Falle also nur dadurch herbeigeführt, dass die Wachsthumsenergie der Krankheit eine geringere war als diejenige der Bevölkerung. Besondere Ursachen, welche der Krankheit Abbruch gethan haben, liegen dann überhaupt nicht vor. Schliesslich kann auch die behauptete Abnahme nur vorgetäuscht worden sein, indem in jenen Grossstädten, welche eine rapide Abnahme der Diphtherie zeigen, die ganz ungewöhnliche Zunahme der Bevölkerung durch Zuzug das Verhältniss einfach verschoben hat. Für Berlin kann nun gar kein Zweifel entstehen: nicht blos das relative Verhältniss, sondern sogar die absolute Zahl der Todesfälle an Diphtherie und Scharlach hat seit 1883 bedeutend nachgelassen; wir dürfen also von einer Abnahme der Krankheit sprechen, müssen es aber offen lassen, ob es sich nur um ein Wellenthal in den natürlichen langhingezogenen Schwankungen der Endemieen handelt, oder um eine wirkliche Verringerung der Endemie von dauerndem Bestande. Für Scharlach, welches nach der Theorie kürzere Wellen hat als Diphtherie und für welches 1881—1883 hohe Zahlen sich ergeben, hatten wir Ende der 80er Jahre ausserordentlich niedrige Werthe, aber schon für 1895 werden wieder sehr hohe Sterbeziffern hervortreten. Hier müssen die für Schlussfolgerungen auf die Ursache der Abnahme brauchbaren Beobachtungen sich nicht auf Jahre, sondern auf viele Jahrzehnte erstrecken und dafür liegt vorläufig nur ungenügendes Material vor. Auch in Altona, Leipzig, Frankfurt a./M. sind, wie ich der Hecker'schen Arbeit entnehme, die absoluten Zahlen der Diphtherietodesfälle in den wenigen Jahren der Beobachtung gefallen oder nahezu gleich geblieben, so dass ein wirklicher, kein vorgetäuschter Abfall vorliegt.

Von besonderem Interesse erschien mir die Betrachtung der Beziehungen zwischen Bevölkerungszunahme und Erkrankungsziffer für die Tuberkulose, für welche ebenfalls eine Abnahme in den grossen Städten behauptet wird. Die Sterblichkeit an Lungentuberkulose hat in den Jahren 1869 bis 1890 in Berlin in einer unregelmässigen geometrischen Reihe beständig zugenommen, so dass einer Mortalität von 2682 im Jahre 1869 eine solche von 4876 im Jahre 1890 gegenüberstand. Die erste Zahl giebt zugleich den niedrigsten, die letzte den höchsten Werth während des genannten Zeitraums an. Nach der Formel:

$$S = C \left(1 + \frac{p}{100}\right)^n \text{ wäre}$$

$$2682 \left(1 + \frac{p}{100}\right)^{22} = 4876,$$

also

$$p = (\sqrt[22]{1{,}818} - 1)\,100 = 2{,}75\,\%.$$

Die normale Zunahme der Bevölkerung Berlins betrug in diesem Zeitraum nach den Angaben von Böckh im Berliner statistischen Jahrbuch rund 3%. Die Tuberkulose hat also in Berlin zugenommen, aber in einem etwas geringeren Procentsatze als die Bevölkerung. Es liegt mir durchaus fern zu behaupten, dass die verwickelten Bedingungen der Verbreitung dieser Krankheit irgendwie durch einen einfachen Rechnungssatz erklärt werden können. Die komplicirtesten socialen Verhältnisse, eine Reihe einander aufhebender oder verstärkender Momente wirken mit, um die Verbreitung der Krankheit zu beeinflussen. Ich selbst, vermöge meines Standpunktes, dass die Eigenschaften des Tuberkelbacillus allein gar nicht im Stande sind, auch nur einen Theil der Fragen aufzuklären, welche mit der Verbreitung der Tuberkulose verknüpft sind, bin ganz weit davon entfernt, Annäherungsberechnungen über Durchseuchung und Kontagion für Tuberkulose anzustellen.

Aber das Resultat aller einwirkenden Faktoren wird durch die Zahl ausgedrückt, dass die Tuberkulose in Berlin seit 1869 in einem etwas geringeren Procentsatze zugenommen hat als die Bevölkerung, wenn man bei derselben von der Vermehrung durch Zuzüge und Abzüge absieht. Dass dieses Verhältniss für die nächsten Jahrzehnte gleichmässig bleiben wird, ist anzunehmen, denn es ist der Ausdruck für die einander ausgleichende Einwirkung einer ganzen grossen Zahl von Einflüssen. Es wird nun weiter zu untersuchen sein, ob dies vorläufig für 20 Jahre bestehende Verhältniss zwischen Zunahme der Bevölkerung und Zunahme der Tuberkulose unter derselben ein gesetzmässiges ist oder nicht. Im vorliegenden Fall dient dies Verhalten als ein äusserst geeignetes Beispiel für einen wahrscheinlichen Fall. Der sich hier ergebende Unterschied von 0,25% ist ein äusserst geringer; er ist aber geeignet, im Laufe von Jahrzehnten ganz bedeutende Verschiebungen des Verhältnisses der Todesfälle an Tuberkulose zu der Zahl der Lebenden herbeizuführen. Es wird die kleine Differenz von $\frac{1}{4}$% im Laufe grosser Zeiträume einen steten, schliesslich bedeutenden Abfall der Tuberkulosesterblichkeit herbeiführen müssen. Die Ursachen sind aber dann weder in der Wirksamkeit von Abwehrmaassregeln gegen das „Kontagium“, noch in der Verbesserung allgemeiner Lebensbedingungen zu suchen, sondern einfach in der Thatsache, dass die Wachsthumsenergie der befallenen Bevölkerung grösser ist als die Wachsthumsenergie der Seuche.

Wir entnehmen aus diesem Beispiel einen ganz neuen, bisher durchaus nicht beachteten Weg, auf welchem eine Bevölkerung sich einer schweren Schädigung ihrer Entwicklung erwehren kann. Für akute Epidemieen oder für den Ausgleich der Bevölkerungsverluste nach langen Kriegen giebt es Analogieen, nicht aber für den Kampf der Bevölkerung mit chronischen Seuchen. Es ist dies ein Vorgehen, welches die Natur oft beliebt, um störende Einflüsse, welche die Existenz einer Gattung bedrohen, zu vermindern, die gesteigerte Produktion der Gattung. Ein sehr lehrreiches Beispiel hierfür verdanke ich einer Mittheilung meines Freundes Schleich. Eine Austernart zeigte sich an einem bestimmten Fundorte ungewöhnlich fruchtbar; ihre Existenz war aber durch einen parasitischen Krebs bedroht, welcher die Bänke erheblich decimirte. Austernzüchter legten sich nun auf die Kultur gerade dieser fruchtbaren Art in grossen Anlagen und es gelang ihnen auch, ihren Verwüster durch sorgfältige Pflege zu entfernen. Aber nach wenigen Generationen stellten die Austern ihre kompensatorisch reichlichere Produktion ein, zu welcher mit der Beseitigung des Parasiten der Anreiz fortgefallen war. Die Erklärung der feineren Vorgänge bei diesem Beispiel der „teleologischen Mechanik" zu geben wird Keiner in der Lage sein. Deshalb besteht nicht weniger das berichtete Endergebniss als der Ausgleich im Getriebe verschieden eingreifender Kräfte.

Auch die Heranziehung des Verhaltens der Tuberkulose in den letzten Jahrzehnten in Berlin soll nur ein Beispiel dafür sein, dass eine Bevölkerung noch ganz andere wirksame, wenn auch weiter ausgeholte Mittel haben kann, einer Schädigung Herr zu werden, als wir in der Kurzsichtigkeit unserer Abwehrmaassnahmen vermuthen.

Die scheinbare Abnahme der Tuberkulose in Berlin in den letzten Jahren ist nur dadurch bedingt, dass die Bevölkerung stärker wächst als die Krankheit, nicht aber in äusseren Maassnahmen oder Einwirkungen begründet. Wir sehen darin einen Akt der teleologischen Mechanik und eins der wesentlichsten Mittel, deren sich die Natur bedient, um chronische

Schädigungen, wie die Tuberkulose, beim Menschengeschlechte zu überwinden.

Die in den vorhergehenden Zeilen gebrachten Ausführungen werden vielen Lesern als rein theoretische Deduktionen erscheinen, deren Ablehnung entsprechend dem Zuge der Zeit als werthlose, durch Experimente nicht gestützte Naturphilosophie verlangt werden muss. Für mich ergeben sich diese theoretischen Betrachtungen als die Folge der statistischen Beschäftigung mit dem Gegenstande. Ich betrachte sie nur als die ersten Versuche, um auf ihnen weiter zu bauen und Anregung zu neuen thatsächlichen Studien zu geben.

Die epidemiologische Forschung ist ein Theil derjenigen Wissenschaft, in welcher die eine Forschungsrichtung, die bakteriologische Methode, in kurzer Zeit glänzende Fortschritte ermöglicht hat. Nachgerade aber fängt diese Methode an, die Grenzen ihrer Leistungsfähigkeit zu erreichen; es bedarf daher zur Lösung der neuen Aufgaben, welche nunmehr an uns herantreten und deren Formulirung vielfach durch die Resultate der bakteriologischen Aera überhaupt erst ermöglicht worden ist, neuer Methoden. Und zur Ausbildung solcher neuer Methoden sollen die letzten Ausführungen beitragen helfen.

VII. Abwehrmaassregeln.

Bei der praktischen Richtung unserer Zeit ist die erste Frage jedes Laien und Arztes, welche Nutzanwendungen für die Bekämpfung und Verhütung von kontagiösen Erkrankungen sich aus einer grösseren Untersuchung über deren Ursachen ergeben. Und es lässt sich ein gewisses Gefühl der Beschämung nicht vermeiden, wenn am Schlusse einer längeren, zeitraubenden, oft sehr mühevollen und die Geduld stark anspannenden Untersuchung, wie der vorliegenden, das Geständniss abgelegt werden muss, dass nach dieser Richtung das Ergebniss ein überwiegend negatives gewesen. Es bedarf noch eines viel gründlicheren Studiums über das Wesen speciell der Diphtherie, um auf dem Boden eines gesicherten Wissens zu begründeten Abwehrmaassregeln zu gelangen. Der Standpunkt, welcher alle Erscheinungen nur aus den Eigenschaften des Bacillus erklären zu können glaubt, gewährt zwar die Möglichkeit, Abwehrmaassregeln vorzuschlagen, er ist aber ein einseitiger, welcher nicht durch die thatsächlichen Beobachtungen der Erscheinungsweise jener Krankheit gestützt wird.

Und doch ist die Möglichkeit ohne Weiteres zuzugeben, dass auch durch Menschenwirken solche Krankheiten eingeschränkt werden. Der Berliner Arzt, dessen Thätigkeit ein Decennium überschreitet, hat ein sehr charakteristisches Beispiel für eine solche Möglichkeit in der enormen Abnahme der Erkrankungen und der Sterblichkeit der Säuglinge an Sommerdarmkatarrhen. Eine Reihe von Ursachen haben mitgewirkt, um diese höchst erfreuliche Thatsache herbeizuführen. Es wäre falsch, ein einziges Ereigniss als alleinige Ursache hinzustellen, aber ein sehr wesentlicher Punkt ist hierbei die bessere Versorgung mit Milch im Handel und die bessere Pflege dieses Nahrungsmittels in den betheiligten Familien. Das Princip des Soxhlet'schen Apparates kann in Parallele mit der Einführung der Antisepsis in der Chirurgie gebracht werden, aber wie dort kam man auch hier bald auf diesem

Umwege zur überwiegenden Asepsis. Grosse Molkereien entstanden und gewöhnten das Publikum, höhere Preise für Milch anzulegen, welche es dann auch den kleinen Milchhändlern ermöglichten, grössere Sorgfalt in der Konservirung der Milch mit Aussicht auf Rentabilität und auch aus Interesse der Konkurrenz anzuwenden; das Publikum wie die Aerzte lernten ferner erkennen, worauf es bei der Behandlung dieses wichtigsten Nahrungsmittels des bedrohten Kindes ankam. Das Zusammenwirken dieser im Ganzen einfachen Vorgänge ist überwiegend die Ursache der Abnahme einer höchst verheerenden Krankheit.

Die Möglichkeit, eine Seuche wirksam zu bekämpfen, ist also sicher vorhanden, daher ist der Versuch eines Kampfes geboten.

Die vorgeschlagenen Abwehrmaassregeln der Kontagionisten gegen Diphtherie bestehen vorzugsweise in zweierlei Maassnahmen: Desinfektion der Umgebung des Erkrankten und Isolirung der Träger des Kontagiums, mögen sie Kranke, Rekonvalescenten oder Gesunde sein. Man hat den Gegnern der kontagionistischen Richtung vorgeworfen, dass sie durch ihre Angriffe das Vertrauen auf diese Maassnahmen erschütterten und dadurch direkt oder indirekt die Bekämpfungsversuche gegen die Seuchen verhinderten oder mindestens unberufener Weise störten. Nichts ist unberechtigter als dieser Vorwurf. Gerade im Gegentheil sind wir auf Grund unserer Auffassung der Ansicht, dass die Maassregeln, welche nur die Vernichtung des hypothetischen oder wirklichen Kontagiums erstrebten, für die Einschränkung der kontagiösen Krankheiten lange nicht genug thäten; denn sie berücksichtigten nur die eine Reihe der Ursachen und dies oft in rein äusserlicher Weise. Wir sahen umgekehrt mit diesem Vorgehen eine grosse Gefahr verknüpft, welche darin besteht, dass durch Befolgung der antikontagionistischen Maassnahmen eine unbegründete Sicherheit erweckt wird; man könnte glauben, durch die eigene Vielgeschäftigkeit höchst wirksame Maassnahmen zur Abwehr getroffen zu haben und doch übersieht man in Folge dieser Inanspruchnahme das Fortbestehen wichtiger ursächlicher Momente, deren Beseitigung dringender gewesen wäre. Ein drastisches oft citirtes Beispiel ist die Bekämpfung der Tuberkulose im Cornet'schen Sinne durch Vernichtung des Sputums. Sie baut sich einzig und allein auf den Thatsachen auf, dass der Tuberkelbacillus in der Form, in welcher er sich im erkrankten Gewebe findet, ausserhalb des menschlichen und thierischen Körpers nicht lebensfähig sei, und dass er sich in dieser Form nicht überall in unserer Umgebung fände; sie stützt sich ferner auf die angefochtene Schlussfolgerung, dass die Tuberkulose nur kontagiös durch Uebertragung des Bacillus sich verbreite. Jede neue experimentelle Bereicherung unserer Kenntnisse über die Eigenschaften des Tuberkelbacillus, sollte man meinen, welche das ganze Fundament dieser Lehre zu erschüttern droht, müsste die Zuversicht der Vertreter dieser Lehre wankend machen. Weit gefehlt; die Entdeckung von Kitasato, dass die meisten Bacillen des Sputums abgestorben seien, die Forschungen von Hueppe-Fischl, Coppen-Jones, Klein, Dixon und so weiter, nach denen der Tuberkelbacillus wahrscheinlich nur eine Generationsstufe eines höher organisirten, in unserer Umgebung vielleicht weit verbreiteten Wesens darstellt, sind vorläufig noch nicht viel mehr als Hypothesen, aber sie haben nicht einmal die Vorkämpfer der Prophylaxe der Tuberkulose allein durch die Sputumdesinfektion stutzig machen können. Nun fällt es aber keinem „Antibakteriologen" ein, die Desinfektion des Sputums für überflüssig zu erklären; im Gegentheil, sie bleibt eine Nothwendigkeit und wird von uns unterstützt. Wogegen wir uns aber mit aller Entschiedenheit wenden, das ist der durch die kontagionistische Lehre erweckte Glaube, als ob nun mit der Aufstellung von Spucknäpfen und dem Anheften von Fabrikordnungen Alles oder auch nur etwas Erhebliches geschehen sei, um der Verderblichkeit der Tuberkulose Abbruch zu thun. Die schönsten Speinäpfe sind ein Hohn auf die Prophylaxe in Arbeitsräumen, die durch Mangel an Licht, Luft und Reinlichkeit allen Grundsätzen der Hygiene spotten, deren Bewohner schlecht ernährt und schlecht gekleidet sind; die Sterblichkeit in gewissen Erwerbszweigen ist trotz der Speinäpfe nicht geringer geworden, denn ihre Bacillen haben diese Arbeiter Gelegenheit, auch anderwärts zu finden als in den Fabrikräumen. Und um den Vorwurf der nur negativen Kritik wenigstens an dieser Stelle abweisen zu können, so weiss ich ganz genau, von woher eine theilweise Besserung der Tuberkulosengefahr zu erwarten sein wird, nämlich von der Betonung der Geldinteressen.

Es wird hier genau so gehen, wie bei den Unfällen. Arbeitgeber wie Invaliditätsanstalten werden in wenigen Jahrzehnten auf rechnerischem Wege erkennen, welche enormen Unkosten ihnen gerade die Tuberkulose auferlegt. Schon jetzt haben sie mit der Errichtung von Sanatorien begonnen, sicher vielfach aus Gründen der Philanthropie, aber noch viel mehr aus wohlüberlegter Vertretung des ihnen anvertrauten financiellen Interesses. Sehr bald werden sie einsehen, dass noch viel mehr erreicht und noch viel mehr an Kapitalien gespart werden kann, wenn man nicht blos der schon Erkrankten sich annimmt, sondern dafür sorgt, dass ein geringerer Bruchtheil die Krankheit überhaupt erwirbt. Wie wir gesehen haben, dass aus financiellen Gründen Unfallskrankenhäuser entstanden sind und die Kontrolle der Sicherheitseinrichtungen gegen Unfall gesteigert wurde, wie wir jetzt den Bau von Tuberculosesanatorien und sogar den Bau von hygienisch verbesserten Arbeiterwohnungen geplant sehen, so werden wir in wenigen Jahrzehnten davon hören, dass auch die Anwendung sorgfältiger Fabrikhygiene und deren strengste Kontrolle zur financiell lohnendsten Aufgabe der Krankenkassen und Invaliditätsanstalten gerechnet werdén wird. Ich zweifle nicht, dass man in wenigen Jahrzehnten die Erfahrungen der Krankenkassen und Invaliditätsanstalten mit der Tuberkulose zum Ausgangspunkt der Prophylaxe nehmen wird. Man wird sich berechnen, dass unter Umständen selbst eine Lohnerhöhung, welche die am meisten gefährdeten Arbeitergruppen durch bessere Ernährung resistenter macht, die Industrie weniger belastet, als sie durch Verminderung der Tuberkulosengefahr an ihrem Verlustkonto zu ersparen die Aussicht hat. Und erst dann wird man von einer rationellen Tuberkulosenprophylaxe sprechen, welche für einen Bruchtheil der Fälle Aussicht auf Erfolg verheisst.

Das eine der beiden uns gegebenen Mittel zur Bekämpfung kontagiöser Krankheiten, hier speciell der Diphtherie, ist die Desinfektion der Wohnungen und Gegenstände im Bereich der Erkrankten. Die Technik der Desinfektion ist durch die experimentellen Arbeiten, besonders der Koch'schen Schule, in vorzüglicher Weise ausgebaut und vollendet worden. Die Ausübung derselben ist in Berlin auf das Vortrefflichste organisirt. Ob freilich die öffentliche zwangsweise Desinfektion, wie sie für Diphtherie in Berlin seit 1887 besteht, für die Bekämpfung der Krankheit von Nutzen gewesen ist, das festzustellen ist heute noch zu früh. Die Diphtherie hat seit diesem Zeitraum in Berlin abgenommen; welche Ursachen hierauf eingewirkt, ob eine oder, wie anzunehmen, mehrere, ob diese Abnahme von Bestand oder nur vorübergehend ist, darüber wird sich erst viel später eine exakte Untersuchung anstellen lassen. Nach meinen Ausführungen über die Ausbreitung der endemischen Diphtherie wird der Nutzen der Desinfektion vor Allem durch die Verminderung der Gruppenfälle zu beweisen sein. Wenn auch bisher vereinzelte Klagen, z. B von Henius, vorliegen, dass solche Fälle trotz der Desinfektion eingetreten seien, so ist vorläufig mit der blossen Kasuistik hier noch nichts zu machen. Trotz der kurzen Dauer der Zwangsdesinfektion liegen aber doch eine ganze Zahl von Beschwerden vor, die z. Th. nur indirekte Nachtheile betreffen. Dass die Furcht vor den unangenehmen Folgen der Desinfektion einige Familien veranlasst, den Arzt gar nicht oder zu spät zu Rathe zu holen, dass eine grosse Reihe von Aerzten aus diesen Nachtheilen die Berechtigung herleiteten, die Meldepflicht in höchst bedauerlicher Weise zu vernachlässigen, wurde schon wiederholt betont. Wenn ferner die Methode nicht vollkommen ist oder zuweilen nicht vollständig durchgeführt werden konnte und daher den hypothetischen Herd nicht beseitigte, so wird man doch hieraus noch nicht die Berechtigung herleiten dürfen, das ganze Princip zu verwerfen.

Die Haupteinwürfe aber gegen die Desinfektion kommen gerade von Seiten der strengen Vertreter des kontagionistischen Standpunktes, sie geben hierdurch einen charakteristischen Beitrag für eine Art ihres Vorgehens, welche Hansemann in seiner Antwort an C. Fränkel als die Bevorzugung der Provisoria gekennzeichnet hat. Wenige Jahre nach der Einführung der Desinfektionstechnik und ihrer strengen, oft drückenden Ausführung in der Praxis wird dieselbe von Escherich und seinen Schülern, von Aaser, Abel, Wolff und Anderen im

Kampfe gegen die Diphtherie für minderwerthig erklärt, nicht etwa blos deshalb, weil sie oft ihre Wirksamkeit versagte, sondern vorzugsweise aus dem theoretischen Bedenken, dass man auf Grund des Auffindens der Löffler'schen Bacillen bei Rekonvalescenten und Gesunden die Verbreitung der Krankheit hauptsächlich auf diese lebenden und daher nicht desinficirbaren Bacillenträger zurückführt. Selbst Baginsky, der mich wegen meines angeblichen Angriffs „auf behördliche Maassnahmen, Desinfektion, Transport und Isolirung der Kranken betreffend", bitter tadelte, kann nicht umhin in diesem selben Werke einzugestehen, dass „die Desinfektion der Krankenräume nach früheren Erfahrungen nicht als von besonderer Wirksamkeit sich erwies". Statt der ohnehin schon oft drückenden Zwangsdesinfektion werden nun noch härtere Maassregeln vorgeschlagen, wie Isolirung, Krankenhauszwang, Untersuchung der Mundhöhle von Rekonvalescenten und deren Geschwistern durch bakteriologische Sachverständige und Zurückhaltung solcher Individuen vonder Schule etc. bis zum Verschwinden der virulenten Bacillen. Vielleicht erleben wir auch hier wieder nach wenigen Jahren eine Aenderung des Standpunktes, sofern etwa neue Experimente uns neue Eigenschaften des Löffler'schen Bacillus kennen gelehrt haben sollten. Das Bessere ist der Feind des Guten.

Die Stellung, welche sich aus meinen Studien über die Verbreitungsweise der Diphtherie zu den Abwehrmaassregeln ergiebt, ist die folgende. Zunächst bin ich für unbedingte Beibehaltung der Zwangsdesinfektion. Dass dieselbe in vielen Fällen versagt, darf nicht Wunder nehmen, denn die ganze grosse Gruppe der gewissermaassen autochthonen, d. h. nicht durch direkte Kontagion entstandenen Fälle kann ja von ihr gar nicht getroffen werden. Da aber in einem Bruchtheil der Fälle der Erkrankte zweifellos der Ausgangspunkt weiterer Erkrankungen ist, da der Ansteckungsstoff in dem von ihm abgesonderten Krankheitsprodukt liegt, mag dies nun der Bacillus allein oder der Bacillus einschliesslich anderer seine Ansiedelung begünstigender Substanzen sein, so ist es eine selbstverständliche und durch keine Gründe anfechtbare Forderung der Hygiene, dass eine möglichst gründliche Beseitigung dieser Infektionsquelle vorgenommen wird. Die weiteren Bedingungen, dass diese Beseitigung nach ebenso gründlichen Verfahren, wie wir sie ja, dank gerade den Bakteriologen, besitzen, wie in möglichst praktischer Technik und dabei so schonend als möglich geschehe, ist selbstverständlich; aber die praktische Erfahrung wird ja bei etwa noch vorhandenen Mängeln eine grösstmögliche Annäherung an dieses Ideal allmählich ergeben. Wer aber von der Desinfektion verlangt, dass es nunmehr keine Gruppenfälle mehr geben darf, der verkennt die Verbreitungsweise der Diphtherie. Aus denselben Gründen ist die Forderung einer möglichst sorgfältigen Isolirung des Erkrankten und des Rekonvalescenten zu unterstützen. Die Berechtigung dieser Forderungen können die zwei Thatsachen nicht abschwächen, dass sehr oft nicht isolirte Kinder nicht erkranken, wie dass oft trotz der Isolirung noch nach Monaten zuweilen schwere Neuerkrankungen auftreten. Wie diese Verhältnisse zu verstehen sind, ist in früheren Abschnitten ausführlich begründet worden. Daneben bleibt aber immer noch eine grosse Zahl von Fällen, die ihre Entstehung einer ganz unzweifelhaften Kontagion verdanken und der Arzt hat am Krankenbett nicht nach den Gesetzen der Wahrscheinlichkeitsrechnung zu handeln, sondern so, als ob jeder Fall von Krankheit nur durch Unterlassung von Abwehrmaassregeln die ungünstigsten Erwartungen böte. Auch der Rekonvalescent ist so lange von den Geschwistern und der Schule zu isoliren, als von ihm noch die Gefahr der Ansteckung droht. Die Entscheidung darüber, wie lange dies währen mag, ist aber nicht durch das Vorhandensein des Bacillus in seiner Mundhöhle zu bringen, sondern durch die klinische Kasuistik. Denn das erste Verfahren beruht auf nicht bewiesenen Voraussetzungen. So lange jedoch, bis die Klinik nicht eine brauchbare Entscheidung über diesen Punkt herbeigeführt hat, kann man es sich gefallen lassen, wenn selbst eine zu weit gehende Forderung gestellt wird, hier also der Erweis der möglichen Kontagiosität durch das Vorhandensein virulenter Bacillen auf den Schleimhäuten. Vorausgesetzt muss dabei werden, dass mit der Ausübung dieser Forderung nicht unerträgliche Härten aufgebürdet werden.

Aber man muss sich darüber klar sein, dass man durch Ausführung dieser Maassregeln nur die Bedingungen geschaffen hat, welche die Verhütung eines ganz kleinen Bruchtheils überhaupt vorkommender Diphtheriefälle ermöglichen. Denn die Mehrzahl der Fälle werden wir durch diese Maassregeln, die grösste Bereitwilligkeit vorausgesetzt, sich ihrer Last zu unterziehen, überhaupt nicht einmal treffen. Und wie wir denselben begegnen können, darüber fehlen uns vorläufig durchaus die Kenntnisse. Es konnte nur nachgewiesen werden, dass bei der Verbreitung der endemischen Diphtherie noch andere Momente im Spiel sein müssen, als blos der Löffler'sche Bacillus und seine Uebertragung. In welchen Vorgängen aber diese anderen Ursachen zu suchen sind, dafür haben wir bis jetzt nur Hypothesen, keine Beweise. Wir wissen vor Allem nicht einmal etwas über den Gang der Epidemie. Es ist nicht unwahrscheinlich, dass wir uns augenblicklich in den meisten grösseren Städten Deutschlands in dem Abfall eines Wellenberges der Endemie befinden, dessen Anstieg in den Anfang der sechziger Jahre oder etwas später fällt; allmählich beginnen wir uns dem Wellenthale zu nähern, welches die zweite Phase der endemischen Welle darstellt, und diese erstreckt sich bei Diphtherie über mehrere Jahrzehnte. Aber nur Wissen ist Macht, und ohne sichere Kenntnisse schweben unsere Abwehrversuche in der Luft, weil wir nicht die Richtung kennen, nach welcher wir in die Bekämpfung der Seuche einzutreten haben. Einer der ersten Schritte zu einer rationellen Bekämpfung der Seuche ist also die Vermehrung unserer Kenntnisse von deren Ursachen. Wir dürfen einen solchen Schritt nach vorwärts aber nicht blos in der Begründung einer neuen Thatsache sehen, sondern auch in der Wegräumung falscher Vorstellungen, deren breite Ausdehnung bisher nur das Vordringen besserer Einsicht zu verhindern drohte.